Diabetes Kochbuch

1700 Tage Rezepte für Eine Köstliche Auswahl an Einfachen und Einfachen Diabetikergerichten für Anfänger, um Typ 2 Diabetes zu Verwalten.

(+5 BONUS in der Taschenbuchversion)

William C. Dean

Inhaltsübersicht

Einleitung

Diabetes mellitus ist eine Erkrankung, bei der der Blutzuckerspiegel einer Person zu hoch ist. Es gibt zwei Arten von Diabetes: Typ 1 Diabetes, der oft als juveniler Diabetes bezeichnet wird, und Typ 2 Diabetes, der früher als Erwachsenendiabetes bezeichnet wurde. Laut einer Studie hatten im Jahr 2015 etwa 28,1 Millionen Erwachsene und fast 586.000 Kinder Diabetes, was 2,8 % der US-Bevölkerung entspricht. Das Centers for Disease Control and Prevention (CDC) sagt auch, dass 86,4 Millionen Erwachsene und 8,6 Millionen Kinder, also etwa 10,6 % der US-Bevölkerung, einen Prädiabetes haben. Typ 1 Diabetes tritt meist plötzlich bei Kindern, Jugendlichen und jungen Erwachsenen auf und ist nicht mit Übergewicht verbunden. Er wird oft, aber nicht immer, diagnostiziert, wenn eine Person einen hohen Blutzuckerspiegel hat. Diese Art von Diabetes kann nicht verhindert werden und die Behandlung erfordert Insulininjektionen. Typ 2 Diabetes beginnt normalerweise langsam und baut sich über die Zeit auf. Es ist ein Problem mangelnder Ernährung und eines sitzenden Lebensstils.

Wenn jemand mit Diabetes diagnostiziert wird, insbesondere mit Typ 2 Diabetes, wird ihm geraten, eine gesunde Ernährung zu beginnen und viel Sport zu treiben, seine Zielblutzuckerwerte zu kennen und diese im Blut zu halten, und seine Blutzuckerwerte regelmäßig zu testen.
Dies ermöglicht eine gute Selbstregulierung der Blutzuckerwerte und hilft dem Körper, die Blutzuckerwerte auf eigene Faust effizienter zu steuern. Ungesunde Nahrung ist reich an Fett und Kohlenhydraten und ungesunde Esser neigen dazu, eine faserarme Ernährung zu haben. Transfette, Cholesterin, gesättigte Fettsäuren können alle die Insulinresistenz fördern und den Blutzuckerspiegel erhöhen. Verschiedene Bedingungen können Hyperglykämie maskieren, und andere mit Hyperglykämie verbundene Bedingungen können zu diabetischer Ketoazidose oder diabetischem Koma führen. Wenn sie unbehandelt bleibt, kann Diabetes zu schweren gesundheitlichen Komplikationen wie Herzkrankheiten, Blindheit, Nierenversagen und Amputation von Zehen oder Füßen führen. Dieses Buch wird erforschen, wie Diabetes am besten zu verwalten ist.

Diabetes-Behandlung

Behandlungen für Diabetes hängen von der Art, Anzahl und Schwere der Komplikationen sowie dem allgemeinen Gesundheitszustand des Patienten ab. Glücklicherweise wurde Diabetes von der medizinischen Gemeinschaft ausgiebig untersucht, so dass es eine Fülle an Ressourcen und Behandlungsmöglichkeiten gibt.

Bei Typ-1-Diabetes sind Insulin-Ergänzungen unerlässlich. Typ-1-Diabetiker müssen täglich Insulin-Injektionen erhalten; einige bevorzugen eine teurere, aber einfacher zu verwendende Insulinpumpe. Die Insulinbedürfnisse von Typ-1-Diabetikern können sich im Laufe des Tages ändern, wenn sie essen und trainieren, so dass viele Typ-1-Diabetiker regelmäßig ihren Blutzuckerspiegel testen, um zu überprüfen, ob ihre Insulinbedürfnisse erfüllt werden.

Einige Typ-1-Diabetiker entwickeln nach Jahren der Injektionen eine Insulinresistenz, so dass orale Diabetesmedikamente wie Metformin immer häufiger verschrieben werden, um eine Insulinresistenz zu verhindern.

Bei Typ-2-Diabetes kann es in einigen Fällen ohne Medikamente kontrolliert werden. Viele Typ-2-Diabetiker können ihren Blutzuckerspiegel durch sorgfältiges Essen und leichtes Training selbst regulieren. Den meisten Typ-2-Diabetikern wird empfohlen, eine fettarme Ernährung zu befolgen, die reich an Ballaststoffen und gesunden Kohlenhydraten ist.

Einige Typ-2-Diabetiker benötigen Medikamente. Im Gegensatz zu Typ 1 ist Insulin für Typ-2-Diabetiker nicht annähernd so häufig erforderlich, aber einige Typ-2-Diabetiker benötigen Insulin, um die reduzierte Menge zu ergänzen, die ihre Bauchspeicheldrüse liefern kann.

Das am häufigsten verschriebene Medikament für Typ-2-Diabetiker ist Metformin. Dieses verschreibungspflichtige Medikament hilft, den Blutzuckerspiegel zu senken und die Insulinsensitivität zu verbessern. Andere an Typ-2-Diabetiker verschriebene Medikamente sind Sulfonylharnstoffe, Thiazolidindionen und Meglitinide, die alle dazu beitragen, die Insulinproduktion oder -sensitivität zu erhöhen.

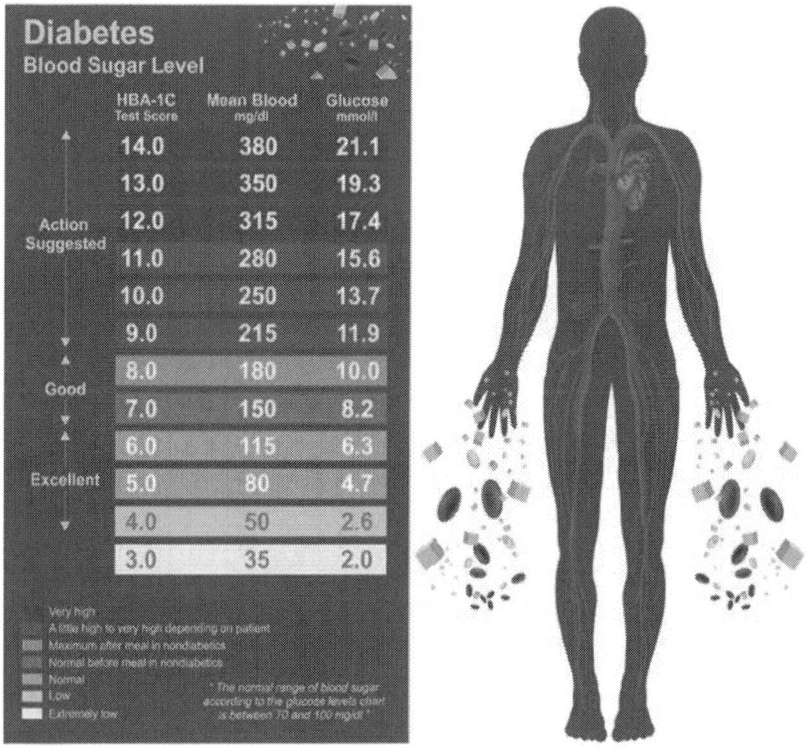

10 Tipps zur Kontrolle von Diabetes

Essen Sie weniger Salz: Salz kann das Risiko von Bluthochdruck erhöhen, was zu einem erhöhten Risiko von Herzerkrankungen und Schlaganfällen führt.

Ersetzen Sie Zucker: Ersetzen Sie Zucker durch kalorienfreie Süßstoffe. Wenn Sie auf Zucker verzichten, können Sie Ihren Blutzuckerspiegel viel besser kontrollieren.

Verzichten Sie auf Alkohol: Alkohol ist sehr kalorienreich und kann, wenn er auf nüchternen Magen zusammen mit

Insulinpräparaten getrunken wird, zu einem drastischen Abfall des Blutzuckerspiegels führen.

Seien Sie körperlich aktiv: Körperliche Aktivität senkt das Risiko von Herz-Kreislauf-Problemen und erhöht die natürliche Glukoseverbrennungsrate Ihres Körpers.

Vermeiden Sie gesättigte Fette: Gesättigte Fette wie Butter und Backwaren können zu hohem Cholesterinspiegel und Kreislaufproblemen führen.

Verwenden Sie Raps- oder Olivenöl: Wenn Sie beim Kochen Öl verwenden müssen, sollten Sie Raps- oder Olivenöl verwenden. Beide sind reich an nützlichen Fettsäuren und einfach ungesättigten Fettsäuren.

Trinken Sie Wasser: Wasser ist bei weitem das gesündeste Getränk, das Sie zu sich nehmen können. Wasser zu trinken hilft, den Blutzucker- und Insulinspiegel zu regulieren.

Achten Sie auf eine ausreichende Vitamin-D-Zufuhr: Vitamin D ist ein wichtiges Vitamin für die Kontrolle des Blutzuckerspiegels. Essen Sie Lebensmittel, die viel von diesem Vitamin enthalten, oder fragen Sie Ihren Arzt nach Nahrungsergänzungsmitteln.

Vermeiden Sie verarbeitete Lebensmittel: Verarbeitete Lebensmittel enthalten in der Regel viel Pflanzenöl, Salz, raffiniertes Getreide oder andere ungesunde Zusatzstoffe.

Trinken Sie Kaffee und Tee: Kaffee und Tee sind nicht nur gute Hungerstiller für Diätwillige, sondern enthalten auch wichtige Antioxidantien, die zum Schutz der Zellen beitragen.

Ursachen von Diabetes

Obwohl die Ursachen einiger Fälle unklar sind, können sogar triviale virale Infektionen Insulin produzierende Zellen in der Bauchspeicheldrüse beeinträchtigen, wie Masern, Cytomegalovirus, Epstein-Barr und Coxsackievirus. Bei Typ-2-Diabetes sind jedoch die Hauptrisikofaktoren Übergewicht und Fettleibigkeit, genetische Faktoren (eine familiäre Vorgeschichte erhöht das Risiko, Typ-2-Diabetes zu entwickeln), Ethnizität (die höchste Anzahl von Fällen wird in den Bevölkerungen des subsaharischen Afrikas und des Nahen Ostens und Nordafrikas aufgezeichnet), Umweltfaktoren im Zusammenhang mit unrichtigen Lebensweisen (sitzende Lebensweise und Fettleibigkeit), Schwangerschaftsdiabetes (Diabetes, der während der Schwangerschaft auftritt), Alter (Typ-2-Diabetes nimmt mit zunehmendem Alter, insbesondere über 65 Jahren, zu), eine fettreiche Ernährung, die Fettleibigkeit fördert, Alkoholkonsum und eine sitzende Lebensweise.

Anzeichen und Symptome von Diabetes

Symptome der Krankheit, die von den Blutzuckerwerten abhängen, sind:

Polyurie, d.h. die hohe Urinproduktion auch während der Nacht (Nocturie).
Ein intensives Durstgefühl (Polydipsie).
Polyphagie (intensive Hungergefühle).
Der Körper muss Flüssigkeiten auffüllen und schwere Dehydration (trockene Schleimhäute).
Müdigkeitsgefühl (Asthenie).
Gewichtsverlust.
Häufige Infektionen.
Verschwommenes Sehen.

Bei Typ 1 Diabetes manifestieren sie sich schnell und mit großer Intensität. Bei Typ 2 Diabetes hingegen sind die Symptome weniger offensichtlich, entwickeln sich viel langsamer und können Monate oder Jahre unbemerkt bleiben. Die Diagnose wird oft zufällig bei Tests, die aus einem anderen Grund durchgeführt werden, gestellt: die Feststellung einer Glykämie, die höher als 126 mg/dl ist, ermöglicht die Diagnose von Typ 2 Diabetes, die durch eine zweite Dosierung von Glykämie und HbA1c bestätigt werden muss.

Gute Kohlenhydrate vs. schlechte Kohlenhydrate

Kohlenhydrate sind der primäre Makronährstoff, der für den Anstieg des Blutzuckerspiegels verantwortlich ist. Alle Kohlenhydrate, die Sie essen, werden innerhalb von ein bis zwei Stunden verdaut; schnell wirkende Zucker, wie Saft, können innerhalb von fünf Minuten wirken, während komplexere Stärken, wie Brot, den Blutzucker langsamer erhöhen. Welche Kohlenhydrate Sie auch wählen, es ist wichtig zu verstehen, dass die Gesamtkohlenhydrataufnahme bei jeder Mahlzeit mit der Insulinwirkung koordiniert werden muss.

Der erste Schritt zum Zählen von Kohlenhydraten erfordert das Verständnis, welche Lebensmittel Kohlenhydrate enthalten und was eine Portionsgröße ausmacht. Messbecher und / oder eine digitale Küchenwaage erweisen sich als nützliche Werkzeuge in Ihrer Küche. Alle Nährwertangaben geben die Portion in Unzen oder Gewicht in Gramm an, sodass Sie eine Waage benötigen, die sowohl Unzen als auch Gramm hat.

Die folgende Tabelle gibt allgemeine Informationen über Kohlenhydratwerte in verschiedenen Lebensmittelgruppen. Eiweiß und Fette enthalten keine signifikanten Mengen an Kohlenhydraten und werden beim Kohlenhydratzählen nicht traditionell berücksichtigt. Wenn Sie große Mengen an Fett oder Protein zu sich nehmen, müssen Sie dies bei der Berechnung Ihrer Insulindosis berücksichtigen.

Kohlenhydratgehalt in Lebensmittelgruppen

ERNÄHRUNGSGRUPPE	KOHLENHYDRATGRAMM	BEISPIEL
Stärke	15	1-Unzen-Scheibe Vollkornbrot
		1/3 Tasse Reis oder Nudeln
		½ Tasse Bohnen
		½ englischer Muffin
		¾ Tasse kaltes Müsli
		½ Tasse Erbsen oder Mais
		1 Tasse Butternusskürbis
Obst	15	1 kleiner Apfel oder 4 Unzen Saft
		½ Banane, Mango oder Birne
		15 bis 17 Trauben
		1¼ Tassen Erdbeeren
		12 Kirschen
Milch	15	8 Unzen Milch
		8 Unzen Joghurt
		8 Unzen Sojamilch
Fleisch und Proteine	0	1 Unze Huhn, Fisch oder Truthahn
		1 Unze Rindfleisch oder Schweinefleisch
		1 Ei
		3 Eiweiss
		4 Unzen Tofu
Fette	0	1 Teelöffel Butter oder Öl
		1 Esslöffel Frischkäse
		1/8 Avocado
		1 Scheibe Speck

Gemüse	5	½ Tasse gekochtes Gemüse
		½ Tasse Mais oder Erbsen
		1 Tasse rohes Gemüse

Was ist mit kohlenhydratarmen Diäten?

Low-Kohlenhydrat-Diäten, wie Atkins, Protein Power oder die ketogene Diät, machen Schlagzeilen und sind höchst umstritten. Es gibt Hinweise darauf, dass Low-Carb-Diäten helfen können, Gewicht zu reduzieren, und es gibt langjährige Studien, die zeigen, dass das Einschränken von Kohlenhydraten Anfälle bei Menschen mit Epilepsie verhindern kann. Es gibt jedoch nicht viel Beweise, um Low-Carb-Diäten für alle Patienten mit Typ-1-Diabetes zu rechtfertigen. Low-Carb-Diäten können zu einer geringeren Insulingabe führen, aber das bedeutet nicht unbedingt, dass solche Diäten für die allgemeine Gesundheit von Vorteil sind. Bevor ich irgendwelche extremen Diäten empfehle oder befürworte, schaue ich mir die gesamte Krankengeschichte an, überprüfe die Nierenfunktion, die Cholesterinwerte und die Blutzuckerwerte und bespreche dann, wie viel Kohlenhydrataufnahme für diesen Einzelnen angezeigt ist.

Die Academy of Nutrition and Dietetics hat keine spezifischen Richtlinien für die Kohlenhydrataufnahme; laut der National Academy of Medicine beträgt jedoch das Mindestmaß 130 Gramm pro Tag. Empfehlungen vieler Gesundheitsorganisationen weisen auf Kohlenhydrate bei jeder Mahlzeit hin. Eine typische Verteilung sieht so aus: 30 bis 45 Gramm Kohlenhydrate zum Frühstück; 5 bis 25 Gramm zu Snacks; 30 bis 60 Gramm zu Mittag und 30 bis 60 Gramm zum Abendessen.

Athleten können eine viel höhere Kohlenhydrataufnahme benötigen. Es ist wichtig, einen offenen Geist zu bewahren und neue evidenzbasierte Veröffentlichungen zu betrachten, um zu verstehen, wie Low-Carb-Diäten mit weniger als 50 Gramm Kohlenhydraten pro Tag in die Welt des Typ-1-Diabetes und die ständig sich ändernde Wissenschaft der Ernährung passen.

Makronährstoffe

Denken Sie an Ihren Körper wie an ein Auto: Sie möchten ihn mit hochwertigem Kraftstoff füllen, damit er optimal läuft. Wenn Sie an Typ-2-Diabetes leiden, kann eine Ernährung mit gesunden Nährstoffen dazu beitragen, den Blutzuckerspiegel zu kontrollieren, das Gewicht zu managen, das Risiko von Komplikationen zu verringern und die allgemeine Gesundheit zu fördern. Hier ist also ein Crashkurs in Ernährung. Proteine, Kohlenhydrate und Fette sind die drei Makronährstoffe, die für den Bedarf Ihres Körpers unerlässlich sind. Kohlenhydrate haben den größten Einfluss auf den Blutzuckerspiegel. Fette und Proteine haben wenig oder keinen Einfluss auf den Blutzucker.

Protein

Protein wird zum Aufbau und zur Reparatur von Geweben verwendet, sowie zur Herstellung von Enzymen, Hormonen und anderen Körperchemikalien. Es kann auch dazu beitragen, dass Sie sich bei Mahlzeiten voller und zufriedener fühlen. Forschungen haben gezeigt, dass der Körper Protein am besten verwendet, wenn Sie Ihre Aufnahme den ganzen Tag über verteilen, anstatt einmal am Tag eine große Menge zu essen. Protein stammt aus tierischen Produkten, einschließlich Fleisch, Geflügel, Eiern, Milchprodukten, Fisch, Meeresfrüchten und Proteinpulver. Vegane Quellen für Protein sind Sojaprodukte (wie Tofu, Tempeh und Edamame), Seitan, Hülsenfrüchte (Bohnen, Nüsse, Erbsen und Linsen) und Samen - und wieder einige Proteinpulver. Empfehlungen für gesunde Proteinwahl:

Wählen Sie Fisch und Meeresfrüchte statt rotes Fleisch.

Entfernen Sie die Haut vom Geflügel.

Wählen Sie magere oder fettarme Fleischstücke.

Beschränken Sie oder vermeiden Sie fetthaltige Aufschnitt wie Salami, Bologna und Hot Dogs.

Fette

Fette sind essentiell, um Zellmembranen aufrechtzuerhalten und die Aufnahme von Vitaminen zu erleichtern, sowie andere Funktionen. Fett bei Mahlzeiten zu essen, kann auch helfen, Gefühle der Vollständigkeit zu fördern. Es gibt vier Hauptarten von Fett: einfach ungesättigt, mehrfach ungesättigt, gesättigt und Transfette. Allgemein gesprochen, sollten Sie die ungesättigten Arten wählen, gesättigte Fette begrenzen und Transfette vermeiden.
Ungesättigte Fette, die im mediterranen Ernährungsstil vorkommen, können tatsächlich das Risiko einer kardiovaskulären Erkrankung reduzieren und den Glukosestoffwechsel verbessern. Eine Ernährung, die höher an gesättigten Fetten ist, ist mit erhöhten LDL (schlechten) Cholesterinwerten verbunden. Es gibt einige debattierende Forschungen darüber, ob gesättigte Fette das Risiko einer Herzerkrankung erhöhen oder nicht. Zu diesem Zeitpunkt empfehlen die meisten Experten jedoch immer noch, dass die Aufnahme von gesättigten Fetten begrenzt wird.
Empfehlungen für gesunde Fettwahl:
Fügen Sie Omega-3-Fette (eine Art mehrfach ungesättigter Fette) in Ihre Ernährung ein. Sie haben zahlreiche gesundheitliche Vorteile und sind in fetten Fischen wie Lachs, Forelle, Sardinen, Sardellen und Hering enthalten. Pflanzliche Formen von Omega-3-Fetten finden sich in Leinsamen, Chia-Samen, Walnüssen, Rapsöl und Blattgemüse.

Kohlenhydrate

Kohlenhydrate sind die Hauptenergiequelle des Körpers. Sie sind in fast allen Lebensmitteln enthalten, darunter folgende:
Früchte
Früchte liefern Ballaststoffe, Vitamine, Mineralien und andere Nährstoffe, die eine gute Gesundheit fördern. Früchte enthalten mehr Kohlenhydrate als die meisten Gemüsesorten, also seien Sie bei der Portionsgröße vorsichtig.
Empfehlungen für gesunde Fruchtauswahl:
Wählen Sie frische Früchte statt getrockneten Früchten und Saft.
Wenn Sie gefrorene oder konservierte Früchte kaufen, wählen Sie solche ohne zugesetzten Zucker.

Nichtstärkehaltiges Gemüse
Denken Sie an Blattgemüse, Brokkoli, Blumenkohl, Paprika, Spargel, Artischocken, Tomaten und Auberginen. Dieses nichtstärkehaltige Gemüse ist kalorienarm und reich an Ballaststoffen, Vitaminen, Mineralien und anderen Nährstoffen, die eine gute Gesundheit fördern. Es enthält nur ein Drittel so viele Kohlenhydrate wie Früchte, Milchprodukte, Getreide, Bohnen und stärkehaltiges Gemüse.
Empfehlungen für gesunde Gemüseauswahl:
Wählen Sie eine Vielfalt an Gemüse, in allen Farben des Regenbogens, um eine Vielfalt an Nährstoffen zu erhalten.
Kaufen Sie frisches Gemüse oder gefrorenes (ohne zugesetzte Soße).
Wenn Sie Konserven kaufen, suchen Sie nach niedrigem Natriumgehalt.
Kaufen Sie 100 Prozent Gemüsesaft, ohne zugesetzten Fruchtsaft oder Süßstoffe.
Getreide, Bohnen und stärkehaltiges Gemüse
Raffinierte Getreide wie weißer Reis und Brot wurden verarbeitet, um die Kleie, das Keimblatt und das Endosperm zu entfernen. Sie enthalten weniger Nährstoffe und weniger Ballaststoffe als Vollkornprodukte. Bohnen und Linsen sind reich an Ballaststoffen und Proteinen sowie Kohlenhydraten. Bestimmte Gemüsesorten wie Mais, Erbsen und Winterkürbis gelten als stärkehaltig, da sie mehr Kohlenhydrate als nichtstärkehaltiges Gemüse enthalten. Diese Gemüsesorten sind eine sehr gute Quelle für Vitamine, Mineralien, Ballaststoffe und andere Nährstoffe, die für eine gute Gesundheit wichtig sind.
Empfehlungen für gesunde Getreide-, Bohnen- und stärkehaltige Gemüseauswahl:
Wählen Sie Vollkornprodukte wie braunen Reis, Hafer, Quinoa und Vollkornbrot und -pasta.
Wählen Sie Bohnen und Linsen statt verarbeitetem Getreide.
Wählen Sie frisches oder gefrorenes stärkehaltiges Gemüse statt Konserven.

Empfehlungen für gesunde Entscheidungen:
Mindestens die Hälfte aller Getreide, die Sie essen, sollten Vollkorn sein, nicht verfeinert. Beispiele für Vollkornprodukte sind Vollkornbrot, brauner Reis, Quinoa, Farro, Hirse, Bulgur, Wildreis, Haferflocken, Weizenkörner und Gerste.
Fügen Sie Bohnen in Ihre Ernährung ein. Kochen und kochen Sie sie selbst oder kaufen Sie sie eingemacht, gießen Sie das Flüssigkeit ab und spülen Sie sie ab.

Kaufen Sie stärkehaltige frische Gemüse oder Tiefkühlprodukte (ohne zugesetzte Sauce). Wenn Sie Dosen kaufen, suchen Sie nach niedrigem Natriumgehalt.
Milchprodukte
Dies sind milchbasierte Produkte und umfassen Milch, Käse, Joghurt und Hüttenkäse. Milchprodukte enthalten viele Nährstoffe, einschließlich Kalzium, Protein, Kalium und Vitamin D. Idealerweise suchen Sie nach einer Marke, die Kalzium und Vitamin D enthält. Mandelmilch, Cashewmilch, Sojamilch und Hanfmilch können alle gute nicht-milchige Milchersatzprodukte sein, ebenso wie Blattgemüse und Tofu, die mit Kalzium verarbeitet werden. Alle diese Optionen sind sehr kohlenhydratarm.
Empfehlungen für gesunde Milchprodukte:
Wählen Sie fettarme oder fettarme Milchprodukte oder nicht-milchige Milchersatzprodukte, die mit Kalzium und Vitamin D angereichert sind.
Wenn Sie sich für Vollfett-Milchprodukte entscheiden, halten Sie die Portionen moderat.
Griechischer Joghurt mit 0 Prozent oder 2 Prozent Fett enthält die Hälfte der Kohlenhydrate und das Doppelte des Proteins im Vergleich zu normaler Milch und Joghurt.

Ballaststoffe

Ballaststoffe ist der unverdauliche Teil von Pflanzen. Es ist in Gemüse, Obst, Vollkornprodukten, Hülsenfrüchten und Nüssen zu finden. Trotz der Tatsache, dass die meisten davon nicht verdaut werden, tut Faser eine Menge Gutes im Körper. Es trägt zur Verdauungsgesundheit bei und hilft, länger satt zu bleiben. Die lösliche Faser (sie nimmt Wasser auf, um ein Gel zu bilden), die in Lebensmitteln wie Bohnen, Linsen und nicht stärkehaltigem Gemüse enthalten ist, hilft, den Cholesterinspiegel zu senken und den Blutzuckerspiegel zu regulieren. Empfehlungen, um Ihren Ballaststoffgehalt zu erhöhen:
Essen Sie jeden Tag viel Gemüse.
Essen Sie jeden Tag mehrere Portionen Obst.
Wählen Sie Vollkornprodukte anstelle von raffinierten Getreideprodukten.
Fügen Sie Bohnen und Linsen in Ihre Ernährung ein.

Natrium

Sodium ist ein Mineral, das hilft, den Elektrolythaushalt aufrechtzuerhalten und andere Funktionen im Körper auszuführen. Zu viel davon kann jedoch das Risiko erhöhen, ernsthafte Erkrankungen wie Bluthochdruck, Herzkrankheiten und Schlaganfälle zu entwickeln. Da Herz-Kreislauf-Erkrankungen eine der Ursachen für Krankheiten und Todesfälle bei Menschen mit Diabetes sind, ist es besonders wichtig, die Natriumaufnahme zu begrenzen. Der größte Teil der Natriumaufnahme stammt aus verarbeiteten Lebensmitteln und Restaurantmahlzeiten - nicht aus dem Salzstreuer. Menschen mit Diabetes sollten ihren Natriumkonsum auf 2.300 Milligramm (mg) pro Tag begrenzen. Eine weitere Reduzierung des Natriumkonsums auf 1.500 mg pro Tag kann unter bestimmten Umständen den Blutdruck senken.
Empfehlungen zur Reduzierung des Natriumkonsums:
Kaufen Sie frische oder tiefgefrorene (ohne Sauce) Gemüse.
Essen Sie frisches Geflügel, Fisch, Schweinefleisch und mageres Fleisch, anstatt eingelegtes oder verarbeitetes Fleisch.
Kaufen Sie Produkte mit niedrigem Natriumgehalt, geringerem Natriumgehalt, reduziertem Natriumgehalt oder ohne Salzzusatz.
Begrenzen Sie den Gebrauch von Saucen, Mischungen und "Instant-Produkten" einschließlich gewürztem Reis und Fertignudeln.
Lesen Sie die Nährwertangaben auf Lebensmittelverpackungen für Milligramm Natrium und vergleichen Sie Produkte.
Überprüfen Sie vor dem Essen in Kettenrestaurants den Natriumgehalt von Lebensmitteln online.
Begrenzen Sie die Verwendung des Salzstreuers.

Wie Sie Ihre Mahlzeiten einplanen

Um Ihnen zu helfen, Ihren Blutzuckerspiegel innerhalb eines normalen Bereichs zu halten, können Sie verschiedene Methoden verwenden, um eine Diät für Diabetes zu entwickeln. Sie können feststellen, dass eine oder eine Kombination der folgenden Strategien für Sie mit dem Rat eines Ernährungsberaters funktioniert.

Das Verfahren der Platte

Mahlzeitplanung wird durch die American Diabetes Association vereinfacht. Im Wesentlichen ermutigt es Menschen, mehr Gemüse zu konsumieren. Wenn Sie Ihr Gericht zubereiten, folgen Sie diesen Schritten:

Nichtstärkehaltiges Gemüse wie Spinat, Karotten und Tomaten sollten etwa die Hälfte Ihres Gerichts ausmachen.
Ein Viertel Ihres Tellers sollte mit einem Protein wie Thunfisch, magerem Schweinefleisch oder Hähnchen gefüllt werden.
Fügen Sie ein Vollkornprodukt wie braunen Reis oder ein stärkehaltiges Gemüse wie Erbsen zum letzten Viertel hinzu.
Nehmen Sie "gesunde" Fette in kleinen Mengen in Ihre Ernährung auf, z. B. Mandeln oder Avocados.
Fügen Sie eine Frucht oder eine Milchportion sowie ein Glas Wasser, ungesüßten Tee oder Kaffee hinzu.

Die Kohlenhydrate im Auge behalten

Kohlenhydrate haben den größten Einfluss auf Ihren Blutzuckerspiegel, da sie in Glukose zerfallen. Um Ihren Blutzucker zu kontrollieren, müssen Sie möglicherweise lernen, wie Sie die Menge an Kohlenhydraten, die Sie zu sich nehmen, berechnen, damit Sie Ihre Insulindosis entsprechend anpassen können. Es ist sehr wichtig, die Anzahl der Kohlenhydrate pro Mahlzeit oder Snack zu verfolgen. Ein Ernährungsberater kann Ihnen beibringen, wie man Lebensmittelmengen berechnet und Produktetiketten mit Zuversicht liest. Er oder sie kann Ihnen auch zeigen, wie Sie auf die Portionsgröße und den Kohlenhydratgehalt von Lebensmitteln achten. Wenn Sie Insulin nehmen, kann Ihnen ein Ernährungsberater zeigen, wie Sie die Kohlenhydrate in jeder Mahlzeit oder jedem Snack berechnen und Ihre Insulindosis entsprechend anpassen.

Wählen Sie Ihre Lebensmittel mit Bedacht aus

Ein Ernährungsberater kann bestimmte Lebensmittel vorschlagen, um Ihre Mahlzeiten und Snacks zu planen. Sie können Lebensmittel aus einer Vielzahl von Kategorien auswählen, darunter Kohlenhydrate, Proteine und Fette. Eine "Option" ist eine Portion in einer Kategorie. Eine Portion eines Lebensmittels hat fast die gleiche Menge an Proteinen, Kohlenhydraten, Fetten und Kalorien wie die Portion jedes anderen Lebensmittels in derselben Kategorie sowie denselben Effekt auf den Blutzuckerspiegel. Die Stärke-, Frucht- und Milchliste zum Beispiel umfasst Produkte mit 12 bis 15 Gramm Kohlenhydraten.

Der glykämische Index (GI)

Der glykämische Index wird von einigen Diabetikern verwendet, um Lebensmittel, insbesondere Kohlenhydrate, auszuwählen. Die Wirkung von kohlenhydrathaltigen Lebensmitteln auf den Blutzuckerspiegel wird zur Rangordnung dieser Strategie verwendet. Sprechen Sie mit Ihrem Diätassistenten, um zu sehen, ob diese Strategie für Sie geeignet ist.

Ein Menübeispiel

Berücksichtigen Sie bei der Zubereitung von Mahlzeiten Ihre Größe und Ihr Aktivitätsgrad. Die unten aufgeführten Mahlzeiten sind für jemanden konzipiert, der täglich 1.200 bis 1.600 Kalorien benötigt.

Frühstück: 1 mittelgroßes Stück Vollkornbrot mit 2 Teelöffeln Marmelade, 1/2 Tasse Haferflocken mit einer Tasse 1% fettarmer Milch, ein Stück Obst und Kaffee

Mittagessen: Roastbeef-Sandwich auf Vollkornbrot mit Salat, fettarmer American Cheese, Tomate und Mayonnaise sowie einem mittelgroßen Apfel und Wasser.

Abendessen: 1 1/2 Esslöffel Pflanzenöl, eine kleine Ofenkartoffel, 1/2 Tasse Karotten, 12 Tasse grüne Bohnen, ein mittelgroßes weißes Brötchen, ungesüßter Eistee und Milch

2 1/2 Tassen Popcorn mit 1 1/2 Esslöffeln Margarine als Snack.

Lesen Sie das Etikett!

Wenn Sie sich die Etiketten Ihrer Lebensmittel ansehen, stellen Sie sicher, dass Sie jene wählen, die die geringsten Mengen an zugesetztem Zucker haben. Viele Lebensmittel enthalten natürlich Kohlenhydrate - und das ist in Maßen in Ordnung. Sie müssen sicherstellen, dass Sie diese Lebensmittel mit hohem zugesetztem Zucker ausschneiden, um sich gesund zu halten. Dies bedeutet, dass, wenn Sie ein Lebensmittel mit 22 Gramm Zucker haben und 18 davon zugesetzt sind, Sie auch ein Lebensmittel wählen können, das 25 Gramm Zucker hat, aber nur 4 oder 5 zugesetzt sind. Das zweite Lebensmittel ist die gesündere Wahl, da es keine natürlichen Zucker hinzufügt.

Frühstück

Apfel-Walnuss-Pfannkuchen

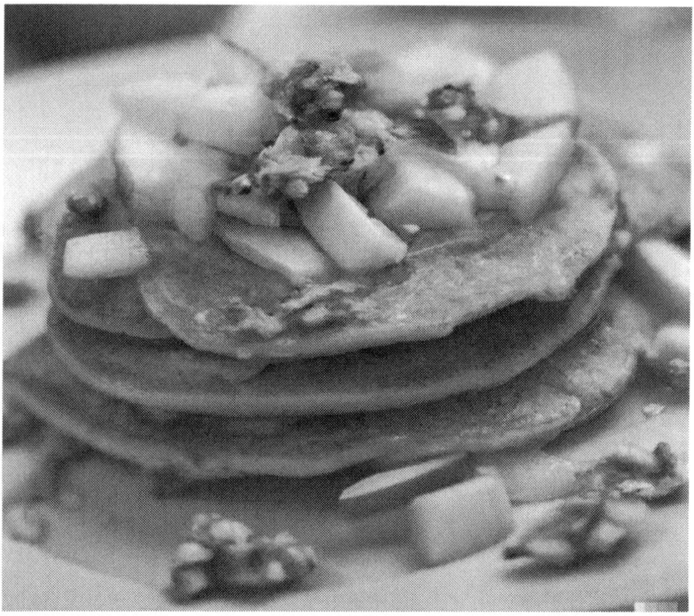

Vorbereitungszeit: 15 Minuten
Kochzeit: 30 Minuten
Portionen: 18
Zutaten:
1 Apfel, geschält und gewürfelt
2 Tassen Magermilch
2 Eiweiß
1 Ei, verquirlt
1 Tasse Mehl
1 Tasse Vollkornmehl
1/2 Tasse Walnüsse, gehackt
2 EL Sonnenblumenöl
1 EL Splendid braunen Zucker

2 TL Backpulver
1 TL Salz
Antihaft-Kochspray
Anleitung:
In einer großen Schüssel die trockenen Zutaten vermengen.
In einer separaten Schüssel Eiweiß, Ei, Milch und Öl vermischen und zu den trockenen Zutaten hinzufügen. Nur so lange rühren, bis alles feucht ist. Apfel und Walnüsse unterheben.
Mit Kochspray einsprühen und erhitzen. 1/4 Tasse Teig auf die heiße Pfanne geben. Sobald Blasen an der Oberfläche erscheinen, wenden. Bis die zweite Seite goldbraun ist, braten. Mit zuckerfreier Sirup servieren.

Nährwertangaben: Kalorien 120, Gesamtkohlenhydrate 15 g, Netto-Kohlenhydrate 13 g, Protein 4 g, Fett 5 g, Zucker 3 g, Ballaststoffe 2 g

"Speck und Ei-Muffins

Vorbereitungszeit: 10 Minuten
Kochzeit: 15 Minuten
Portionen: 6
Zutaten:
1 1/4 Tassen gefrorene Kartoffelpüree, aufgetaut
1 Tasse Ei-Ersatz
2 Truthahn-Würstchen, gewürfelt
2 EL Zwiebel, fein gewürfelt
2 EL Truthahn-Speck, gekocht und gehackt
2 EL Monterey Jack Käse, geraspelt
1 EL fettarme saure Sahne
1 Knoblauchzehe, fein gewürfelt
1 TL Pflanzenöl
1/4 TL Salz
1/8 TL schwarzer Pfeffer
Anleitung:
Den Ofen auf 400 Grad vorheizen. Eine 6-Tassen-Muffinform mit Backpapier auslegen.

Das Kartoffelpüree gleichmäßig in die Muffinförmchen geben und fest an den Boden und an die Seiten drücken.
In einer großen Pfanne das Öl erhitzen, bis es heiß ist. Zwiebeln hinzufügen und häufig rühren, bis sie weich sind.
Knoblauch und Würstchen hinzufügen und eine Minute lang kochen.
Die Pfanne vom Herd nehmen und die saure Sahne unterrühren.
In einer mittelgroßen Schüssel den Ei-Ersatz mit Salz und Pfeffer verquirlen. Die Eimischung gleichmäßig über die Kartoffeln gießen.
Die Wurstmischung, den Speck und den Käse darübergeben. 15 bis 18 Minuten backen, bis die Eier fest sind. Sofort servieren.

Nährwertangaben: Kalorien 165, Gesamtkohlenhydrate 13 g, Netto-Kohlenhydrate 12 g, Protein 11 g, Fett 7 g, Zucker 1 g, Ballaststoffe 1 g

Beeren-Frühstücks-Rinde

Vorbereitungszeit: 10 Minuten,
Kochzeit: 2 Stunden
Portionen: 6
Zutaten:
3-4 Erdbeeren, in Scheiben geschnitten
1 1/2 Tasse Naturjoghurt
1/2 Tasse Blaubeeren
1/2 Tasse fettarmer Müsli
3 EL. Zuckerfreier Ahornsirup
Anleitung:
Ein Backblech mit Backpapier auslegen.
In einer mittelgroßen Schüssel Joghurt und Sirup vermischen, bis alles gut vermengt ist. In das vorbereitete Backblech geben und in einer dünnen, gleichmäßigen Schicht verteilen.
Die restlichen Zutaten darauf verteilen. Mit Folie abdecken und 2 Stunden oder über Nacht einfrieren.
Zum Servieren: In Quadrate schneiden und sofort servieren. Wenn die Bark zu sehr auftaut, verliert sie ihre Form. Reste in einem luftdichten Behälter im Gefrierschrank aufbewahren.

Nährwertangaben: Kalorien 69, Gesamtkohlenhydrate 18g, Netto-Kohlenhydrate 16g, Protein 7g, Fett 6g, Zucker 7g, Ballaststoffe 2g

Blaubeer-Zimt-Muffins

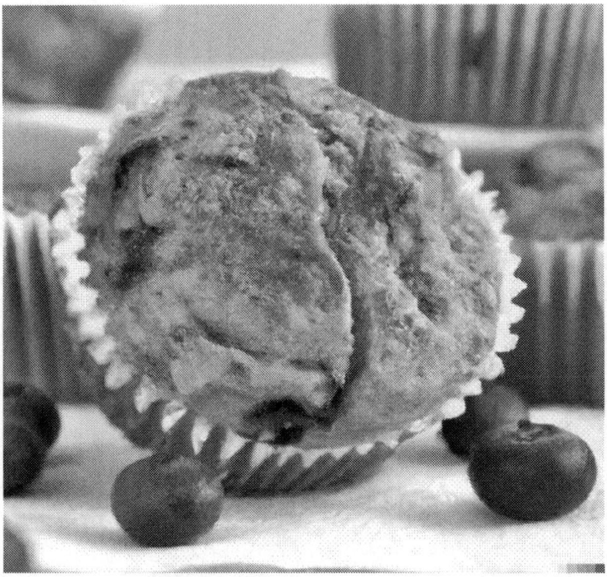

Vorbereitungszeit: 10 Minuten
Kochzeit: 30 Minuten
Portionen: 10
Zutaten:
3 Eier
1 Tasse Blaubeeren
1/3 Tasse Sahne
1/4 Tasse Margarine, geschmolzen
11/2 Tasse Mandelmehl
1/3 Tasse Splendid
1 TL Backpulver
1 TL Zimt
Anleitung:
Ofen auf 350 Grad vorheizen. 10 Muffinformen mit Papierförmchen auslegen.
In einer großen Schüssel die trockenen Zutaten vermengen.

Die feuchten Zutaten hinzufügen und gut verrühren.
Die Blaubeeren unterheben und gleichmäßig in die vorbereiteten Muffinformen verteilen.
25-30 Minuten backen oder den Zahnstochertest machen.

Nährwertangaben: Kalorien 194, Gesamtkohlenhydrate 12g, Netto-Kohlenhydrate 10g, Protein 5g, Fett 14g, Zucker 9g, Ballaststoffe 2g

Blaubeer-Englisch-Muffin-Laibchen

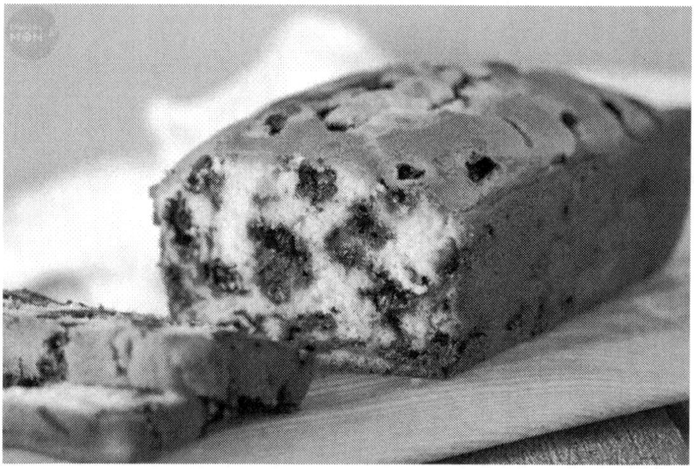

Vorbereitungszeit: 15 Minuten
Kochzeit: 1 Stunde
Portionen: 12
Zutaten:
6 Eier, geschlagen
1/2 Tasse ungesüßte Mandelmilch
1/2 Tasse Blaubeeren
1/2 Tasse Cashewbutter
1/2 Tasse Mandelmehl
1/4 Tasse Kokosöl
2 TL Backpulver
1/2 TL Salz
Antihaft-Kochspray
Anleitung:

Heize den Ofen auf 350 Grad vor. Bereite eine Kastenform mit Backpapier vor und sprühe leicht mit Kochspray ein.
In einer kleinen Glas-Schüssel, schmelze die Cashewbutter und das Öl zusammen im Mikrowellenofen für 30 Sekunden. Rühre, bis alles gut vermischt ist.
In einer großen Schüssel, verrühre die trockenen Zutaten. Füge die Cashewbuttermischung hinzu und rühre gut um.
In einer separaten Schüssel, schlage die Milch und die Eier zusammen. Füge der Mehlmischung hinzu und rühre gut um. Füge die Blaubeeren hinzu.
Gieße die Mischung in die vorbereitete Form und backe, bis der Zahnstochertest bestanden ist.
Backe 30 Minuten, entferne aus der Form und schneide in Scheiben.

Nährwertangaben: Kalorien 162, Gesamtkohlenhydrate 5g, Netto-Kohlenhydrate 4g, Protein 6g, Fett 14g, Zucker 1g, Ballaststoffe 1g

Gefüllter French Toast mit Blaubeeren

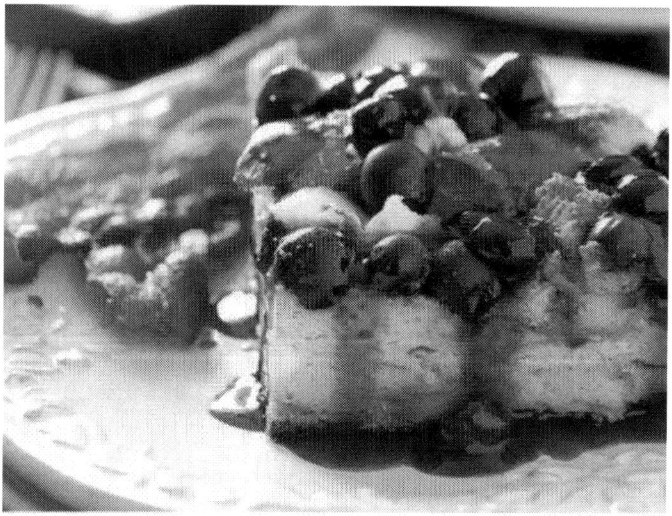

Zubereitungszeit: 15 Minuten
Kochzeit: 20 Minuten
Portionen: 8
Zutaten:
4 Eier
1 1/2 Tasse Blaubeeren
1/2 Tasse Orangensaft
1 TL Orangenschale
16 Scheiben Brot
3 EL Splendid, aufgeteilt
1/8 TL Salz
Antihaft-Kochspray
Anleitung:
Heize den Ofen auf 400 Grad vor. Sprühe ein großes Backblech ein.
In einer kleinen Schüssel mische die Beeren mit 2 EL Splendid.
Lege 8 Scheiben Brot auf die Arbeitsfläche. Gib etwa 3 EL Beeren darauf und lege die zweite Scheibe Brot oben drauf. Drücke leicht zusammen.
In einer flachen Schüssel verquirle die restlichen Zutaten. Tauche beide Seiten des Brotes in die Eiermischung und lege sie auf das vorbereitete Backblech.
Backe 7-12 Minuten pro Seite, oder bis sie leicht gebräunt sind.

Erwärme die Dessertsauce, bis sie warm ist. Serviere das French Toast und gib 1-2 EL der Sauce darauf. Genießen.

Nährwertangaben: Kalorien 208, Gesamtkohlenhydrate 20g, Netto-Kohlenhydrate 18g, Protein 7g, Fett 10g, Zucker 14g, Ballaststoffe 2g

Frühstücks-Pizza

Zubereitungszeit: 10 Minuten
Kochzeit: 30 Minuten
Portionen: 8
Zutaten:
12 Eier
125 g Frühstückswurst
1 Tasse Paprika, in Scheiben geschnitten
1 Tasse roter Paprika, in Scheiben geschnitten
1 Tasse Cheddar-Käse, geraspelt
125 ml Sahne
1/2 TL Salz
1/4 TL Pfeffer
Anleitung:
Ofen auf 350 Grad vorheizen.
In einer Pfanne die Wurst anbraten. In eine Schüssel geben.
Paprika hinzufügen und 3-5 Minuten braten, bis sie anfangen zu weichen. In eine Schüssel geben.
In einer kleinen Schüssel die Eier, Sahne, Salz und Pfeffer verquirlen. In die Pfanne geben. 5 Minuten kochen, bis die Seiten anfangen zu festigen. 15 Minuten backen.
Ofen auf Grillen stellen und die Oberseite des „Krusten" mit Wurst, Paprika und Käse bestreuen. Grillen, bis der Käse schmilzt und anfängt zu bräunen.
Vor dem Anschneiden und Servieren ruhen lassen.

Nährwertangaben:
Kalorien 230, Gesamtkohlenhydrate 4 g, Protein 16 g, Fett 17 g, Zucker 2 g, Ballaststoffe 0 g.

Cafe Mokka Smoothies

Zubereitungszeit: 10 Minuten
Kochzeit: 5 Minuten
Portionen: 3
Zutaten:
Zutaten:
1 Avocado, entkernen und halbieren
1 1/2 Tassen Mandelmilch, ungesüßt
1/2 Tasse Kokosnussmilch aus der Dose
3 Esslöffel Splendid
3 Esslöffel ungesüßtes Kakaopulver
2 Teelöffel Instant-Kaffee
1 Teelöffel Vanille
Zubereitung:
Alle Zutaten außer der Avocado in den Mixer geben. So lange verarbeiten, bis die Masse glatt ist.
Die Avocado hinzufügen und pürieren, bis sie glatt ist und keine Stücke mehr übrig sind.
In Gläser gießen und servieren.

Nährwertangaben: Kalorien 109, Kohlenhydrate insgesamt 15 g, Eiweiß 6 g, Fett 1g, Zucker 13g, Fiber 0g

Blumenkohl-Frühstückshaschee

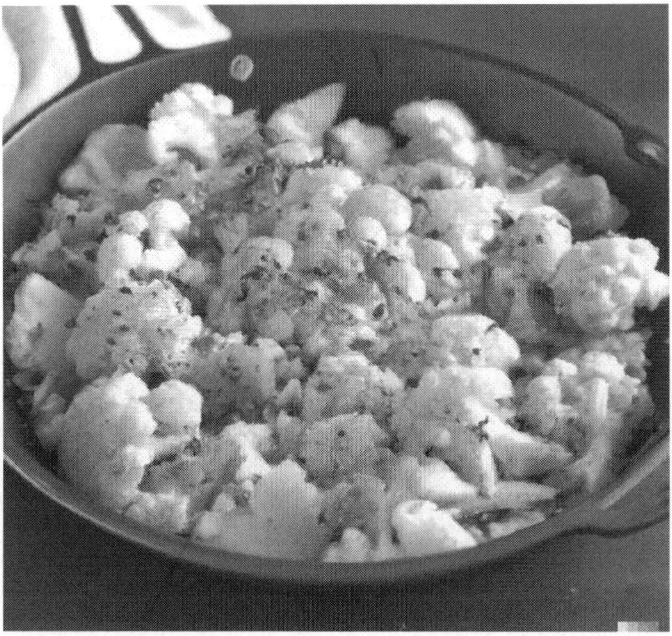

Vorbereitungszeit: 10 Minuten
Kochzeit: 20 Minuten
Portionen: 2
Zutaten:
4 Tassen Blumenkohl, gerieben
1 Tasse Pilze, gewürfelt
3/4 Tasse Zwiebel, gewürfelt
3 Scheiben Bacon
1/4 Tasse scharfer Cheddar-Käse, gerieben
Anleitung:
In einer mittelgroßen Pfanne bei mittlerer bis hoher Hitze den Bacon braten, beiseite stellen.
Gemüse in die Pfanne geben und gelegentlich umrühren, bis es goldbraun ist.
Bacon in Stücke schneiden und zurück in die Pfanne geben.
Mit Käse bestreuen und schmelzen lassen. Sofort servieren.

Nährwertangaben: Kalorien 155, Gesamtkohlenhydrate 16 g, Netto-Kohlenhydrate 10 g, Protein 10 g, Fett 7 g, Zucker 7 g, Ballaststoffe 6 g.

Käse-Spinat-Waffeln

Zubereitungszeit: 10 Minuten
Kochzeit: 20 Minuten
Portionen: 4
Zutaten:
2 Scheiben Bacon, gekocht und zerbröckelt
2 Eier, leicht verquirlt
1/2 Tasse Blumenkohl, geraspelt
1/2 Tasse Tiefkühlspinat, gehackt (Wasser vorher ausdrücken)
1/2 Tasse fettarmer Mozzarella-Käse
1/2 Tasse fettarmer Cheddar-Käse
1 EL Margarine, geschmolzen
1/4 Tasse fettarmer Parmesan, geraspelt
1 TL Zwiebelpulver
1 TL Knoblauchpulver
Antihaft-Spray
Anleitung:
Den Spinat auftauen und so viel Wasser wie möglich ausdrücken, in eine große Schüssel geben.
Wärme deinen Waffeleisen auf und sprühe ihn mit Antihaft-Spray ein.
Füge die restlichen Zutaten hinzu: zum Spinat und vermische alles gut.
Gieße kleine Mengen auf den Waffeleisen und backe sie wie gewöhnliche Waffeln. Warm servieren.

Nährwertangaben: Kalorien 186, Gesamtkohlenhydrate 2g, Protein 14g, Fett 14g, Zucker 1g
Faser 0g

Zimt-Apfel-Granola

Zubereitungszeit: 5 Minuten
Kochzeit: 35 Minuten
Portionen: 4
Zutaten:
1 Apfel, schälen und fein würfeln
1/4 Tasse Margarine, geschmolzen
1 Tasse Walnüsse oder Pekannüsse
1 Tasse Mandelmehl
3/4 Tasse Kokosflocken
1/2 Tasse Sonnenblumenkerne
1/2 Tasse Hanfsamen
1/3 Tasse Splendid
2 TL Zimt
2 TL Vanille
1/2 TL Salz
Anleitung:
Ofen auf 300 Grad vorheizen. Ein großes Backblech mit Backpapier auslegen.
Nüsse, Mehl, Kokosflocken, Samen, Splendid und Salz in einem Food-Processor geben. Pulsieren, bis die Mischung grobe Krümel hat, aber lassen Sie einige Stücke übrig.
Geben Sie die Mischung in eine Schüssel und fügen Sie Apfel und Zimt hinzu. Margarine und Vanille untermischen, bis alles gut vermengt ist und die Mischung anfängt zu klumpen.
Gießen Sie die Mischung auf das vorbereitete Blech und verteilen Sie sie gleichmäßig. 25 Minuten backen, ein paar Mal umrühren, bis es anfängt zu bräunen.
Den Ofen ausschalten und die Granola 5-10 Minuten im Ofen lassen. Aus dem Ofen nehmen und vollständig abkühlen lassen, es wird beim Abkühlen knuspriger. In einem luftdichten Behälter aufbewahren.

Nährwertangaben: Kalorien 360, Gesamtkohlenhydrate 19 g, Netto-Kohlenhydrate 14 g, Protein 10 g, Fett 28 g, Zucker 12 g, Ballaststoffe 5 g.

Zimtschnecken

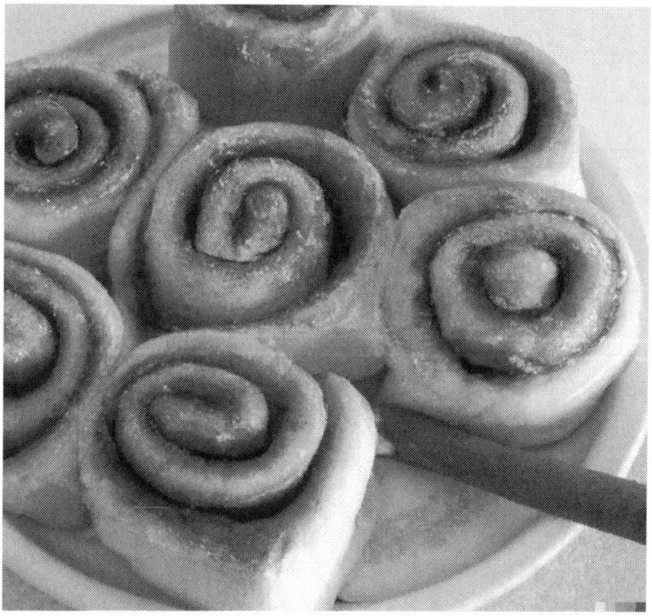

Zubereitungszeit: 15 Minuten
Kochzeit: 20 Minuten
Portionen: 6
Zutaten:
4 Eier
1 reife Banane
2/3 Tasse Kokosmehl
6 EL Honig, geteilt
6 EL Kokosöl, weich, geteilt
1 TL Vanille
1 TL Natron
1/2 TL Salz
1 EL + 1/2 TL Zimt
Anleitung:
Ofen auf 350 Grad vorheizen. Ein Backblech mit Backpapier auslegen. In einer mittelgroßen Schüssel die Eier leicht verquirlen. Banane hinzufügen. 2 EL Honig, 2 EL geschmolzenes Kokosöl und Vanille hinzufügen und vermischen.

Mehl, Salz, Natron und 1/2 TL Zimt hinzufügen und gründlich vermischen. Wenn der Teig zu klebrig ist, nach und nach mehr Mehl hinzufügen.
Eine Arbeitsfläche mit Backpapier auslegen und den Teig darauf legen.
In einer kleinen Schüssel 2 EL Honig, 2 EL Kokosöl und 1 EL Zimt vermischen und auf den Teig streichen.
Aufrollen und in 6 gleiche Teile schneiden. Auf das vorbereitete Backblech legen und 15-30 Minuten backen, bis sie goldbraun sind.
10 Minuten abkühlen lassen. Die restlichen 2 EL Honig und Kokosöl verrühren und über die warmen Brötchen streichen. Servieren.

Nährwertangaben: Kalorien 247, Gesamtkohlenhydrate 23 g, Protein 4 g, Fett 17 g, Zucker 20 g, Ballaststoffe 1 g.

Mittagessen

Verwelktes Löwenzahngrün mit süßen Zwiebeln

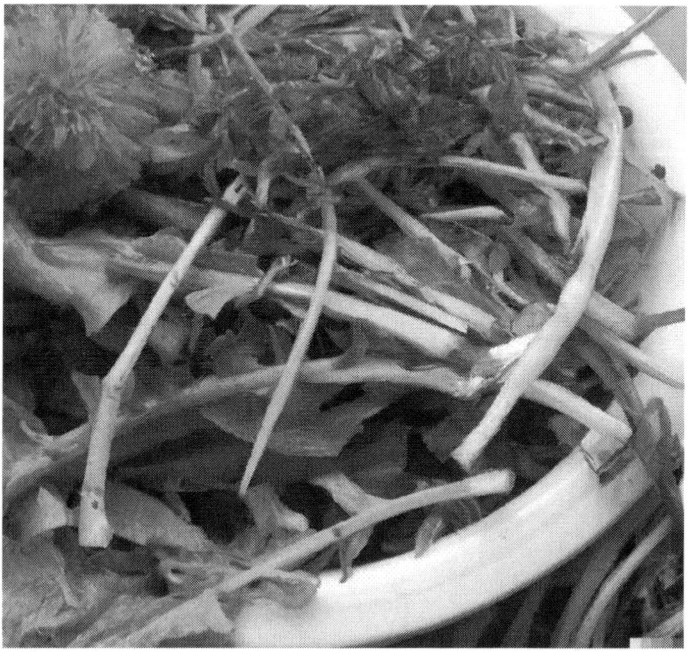

Vorbereitungszeit: 15 Minuten
Kochzeit: 12 Minuten
Portionen: 4
Zutaten:
1 Vidalia-Zwiebel, in dünne Scheiben geschnitten
2 Knoblauchzehen, fein gehackt
2 Bündel Löwenzahnblätter, grob gehackt
1/2 Tasse niedrig-Natrium-Gemüsebrühe
Aus dem Schrank:
1 Esslöffel Olivenöl extra vergine
Frisch gemahlener schwarzer Pfeffer, nach Geschmack
Anleitung:
Erwärmen Sie das Olivenöl.

Kochen Sie die Zwiebel und den Knoblauch 2 bis 3 Minuten, bis sie weich sind, gelegentlich umrühren.
Fügen Sie die Löwenzahnblätter und die Brühe hinzu und kochen Sie 5 bis 7 Minuten, häufig umrühren, oder bis die Blätter geschrumpft sind.
Auf einen Teller geben und mit Pfeffer würzen. Warm servieren.

Nährwertangaben: Kalorien: 81, Fett: 3,8 g, Protein: 3,1 g, Kohlenhydrate: 10,7 g, Ballaststoffe: 3,8 g, Zucker: 2,0 g, Natrium: 72 mg

Spargel mit Jakobsmuscheln

Zubereitungszeit: 10 Minuten
Kochzeit: 15 Minuten
Portionen: 4
Zutaten:
1 Pfund (454 g) Spargel, geschnitten und in 2-Zoll-Segmente geschnitten
1 Pfund (454 g) See-Krebse
1/4 Tasse trockener Weißwein
Saft von 1 Zitrone
2 Knoblauchzehen, fein gehackt
Aus dem Schrank:
3 Teelöffel extra natives Olivenöl, geteilt
1 Esslöffel Butter
1/4 Teelöffel frisch gemahlener schwarzer Pfeffer
Anweisungen:
In einer großen Pfanne, 11/2 Teelöffel Öl bei mittlerer Hitze erhitzen.
Fügen Sie den Spargel hinzu und braten Sie ihn 5 bis 6 Minuten, bis er nur noch bissfest ist, regelmäßig umrühren. Aus der Pfanne nehmen und mit Alufolie abdecken, um warm zu halten.
Fügen Sie die restlichen 11/2 Teelöffel Öl und die Butter in die Pfanne hinzu. Wenn die Butter aufgelöst und zischt, legen Sie die Jakobsmuscheln in einer einzigen Schicht in die Pfanne. Auf einer Seite kochen, bis sie schön gebräunt sind. Mit Zangen vorsichtig lösen und die Jakobsmuscheln wenden und auf der anderen Seite noch 3 Minuten kochen, bis sie gebräunt und gar sind. Abtrennen und mit Folie abdecken, um warm zu halten.

In der gleichen Pfanne Wein, Zitronensaft, Knoblauch und Pfeffer kombinieren. Aufkochen lassen und 1 bis 2 Minuten köcheln lassen, um alle braunen Stücke im Topf zu vermischen.
Den Spargel und die gekochten Jakobsmuscheln zurück in die Pfanne geben, um mit der Sauce zu beschichten. Warm servieren.

Nährwertangaben: Kalorien: 253, Fett: 7,1 g, Protein: 26,1 g, Kohlenhydrate: 14,9 g, Ballaststoffe: 2,1 g, Zucker: 3,1 g, Natrium: 494 mg

Butterkabeljau mit Spargel

Zubereitungszeit: 5 Minuten
Kochzeit: 10 Minuten
Portionen: 4
Zutaten:
4 (4 Unzen / 113 g) Kabeljaufilets
1/4 Teelöffel Knoblauchpulver
24 Spargelspitzen, holzige Enden abgeschnitten
1/2 Tasse brauner Reis, gekocht
1 Esslöffel frisch gepresster Zitronensaft
Aus dem Schrank:
1/4 Teelöffel Salz
1/4 Teelöffel frisch gemahlener schwarzer Pfeffer
2 Esslöffel ungesalzene Butter
Anleitung:
Geben Sie in eine große Schüssel das Knoblauchpulver, Salz und Pfeffer zu den Kabeljaufilets. Beiseite stellen.
Butter in einer Pfanne bei mittlerer Hitze schmelzen.
Platzieren Sie die Kabeljaufilets und Spargelspitzen in der Pfanne in einer einzigen Schicht. Abgedeckt 8 Minuten kochen, oder bis der Kabeljau durchgegart ist.
Teilen Sie den gekochten braunen Reis, Kabeljaufilets und Spargelspitzen auf vier Tellern auf. Mit Zitronensaft servieren.

Nährwertangaben:

Kalorien: 233, Fett: 8,2 g, Protein: 22,1 g, Kohlenhydrate: 20,1 g, Ballaststoffe: 5,2 g, Zucker: 2,2 g, Natrium: 275 mg

Cremiges Kabeljaufilet mit Quinoa und Spargel

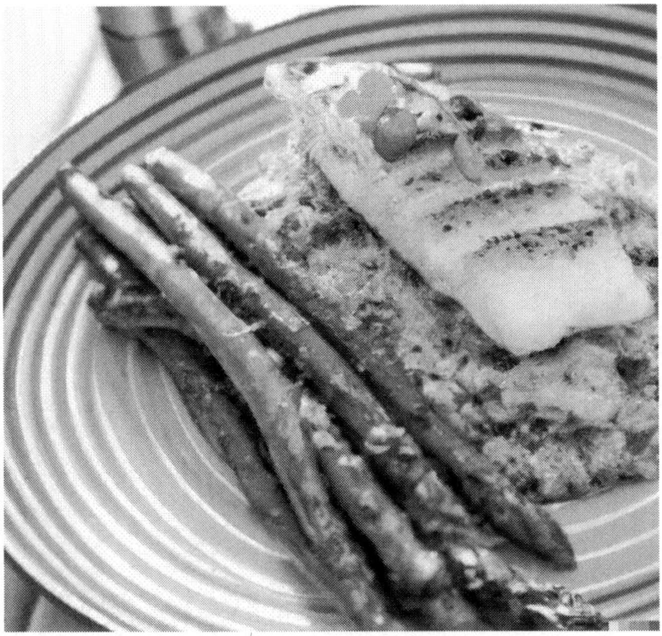

Zubereitungszeit: 5 Minuten
Kochzeit: 15 Minuten
Portionen: 4
Zutaten:
1/2 Tasse ungekochte Quinoa
4 (4-Unzen / 113-g) Kabeljaufilets
1/2 Teelöffel Knoblauchpulver, geteilt
24 Spargelspitzen, die unteren 11/2 Zoll abschneiden
1 Tasse Halb-und-Halb
Aus dem Schrank:
1/4 Teelöffel Salz
1/4 Teelöffel frisch gemahlener schwarzer Pfeffer
1 Esslöffel Avocadoöl
Anleitung:

Geben Sie das Quinoa in einen Topf mit Salzwasser. Zum Kochen bringen. Stellen Sie die Hitze auf niedrig und köcheln Sie 15 Minuten lang oder bis das Quinoa weich ist und einen weißen "Schwanz" hat. Abdecken und Hitze ausschalten. 5 Minuten stehen lassen.
Auf einer sauberen Arbeitsfläche die Kabeljaufilets mit 1/4 Teelöffel Knoblauchpulver, Salz und Pfeffer einreiben.
Erhitzen Sie das Avocadoöl in einer Antihaft-Pfanne bei mittlerer Hitze. Fügen Sie die Kabeljaufilets und den Spargel in die Pfanne und kochen Sie 8 Minuten oder bis sie weich sind. Drehen Sie den Kabeljau und schütteln Sie die Pfanne in der Mitte der Garzeit.
Gießen Sie die Halb-und-Halb in die Pfanne und bestreuen Sie mit dem restlichen Knoblauchpulver. Stellen Sie die Hitze auf hoch und köcheln Sie 2 Minuten, bis sie cremig ist.
Teilen Sie das Quinoa, die Kabeljaufilets und den Spargel in vier Schüsseln und servieren Sie warm.

Nährwertangaben: Kalorien: 258, Fett: 7,9 g, Protein: 25,2 g, Kohlenhydrate: 22,7 g, Ballaststoffe: 5,2 g, Zucker: 3,8 g, Natrium: 410 mg

Spargel- und Jakobsmuschelpfanne mit Zitrone

Vorbereitungszeit: 10 Minuten
Kochzeit: 15 Minuten
Portionen: 4
Zutaten:
1 Pfund (454 g) Spargel, geschnitten und in 2 Zoll lange Stücke geschnitten
1 Pfund (454 g) See-Krebse
1/4 Tasse trockener Weißwein
2 Knoblauchzehen, gehackt
Saft von 1 Zitrone
Aus dem Schrank:
3 Teelöffel Olivenöl extra vergine, geteilt
1 Esslöffel Butter
1/4 Teelöffel frisch gemahlener schwarzer Pfeffer

Anweisungen:
Erhitzen Sie die Hälfte des Olivenöls in einer Antihaft-Pfanne bei mittlerer Hitze, bis es schimmert.
Fügen Sie den Spargel in die Pfanne und braten Sie ihn 6 Minuten lang, bis er weich ist. Übertragen Sie den gekochten Spargel auf einen großen Teller und bedecken Sie ihn mit Alufolie.
Erhitzen Sie die restliche Hälfte des Olivenöls und die Butter in der Pfanne, bis die Butter geschmolzen ist.
Binden Sie die Scallops an die Pfanne und kochen Sie sie 6 Minuten lang, bis sie opak und gebräunt sind. Wenden Sie die Scallops mit einer Zange in der Mitte des Garvorgangs. Übertragen Sie die Scallops auf den Teller und bedecken Sie sie mit Alufolie.
Kombinieren Sie den Wein, den Knoblauch, den Zitronensaft und den schwarzen Pfeffer in der Pfanne. Köcheln Sie bei mittlerer Hitze 2 Minuten lang. Rühren Sie während des Köchelns.
Gießen Sie die Sauce über den Spargel und die Scallops, um sie gut zu bedecken, und servieren Sie sie dann warm.

Nährwertangaben: Kalorien: 256, Fett: 6,9 g, Protein: 26,1 g, Kohlenhydrate: 14,9 g, Ballaststoffe: 2,1 g, Zucker: 2,9 g, Natrium: 491 mg

Gegrillter Kabeljau mit Butter-Zitrone und Spargel

Zubereitungszeit: 5 Minuten
Kochzeit: 9 bis 12 Minuten
Portionen: 4
Zutaten:
1 Pfund (454 g) Spargelspitzen, Enden getrimmt
4 (4 Unzen / 113 g) Kabeljaufilets, abgespült und abgetrocknet
Saft und Schale einer mittelgroßen Zitrone
Aus dem Schrank:
Kochspray
1/4 Teelöffel schwarzer Pfeffer (optional)
1/4 Tasse Butter mit Rapsöl

1/4 Teelöffel Salz (optional)
Anleitung:
Erhitzen Sie eine Grillpfanne bei mittlerer Hitze.
Sprühen Sie die Spargelspitzen mit Kochspray ein. Kochen Sie den Spargel, bis er gar ist und wenden Sie ihn gelegentlich.
Übertragen Sie ihn auf eine große Platte und halten Sie ihn warm.
Sprühen Sie beide Seiten der Filets mit Kochspray ein. Würzen Sie mit 1/4 Teelöffel schwarzem Pfeffer, falls erforderlich. Befestigen Sie die Filets an der Pfanne und braten Sie jede Seite 3 Minuten, bis sie opak ist.
In der Zwischenzeit mischen Sie in einer kleinen Schüssel die helle Butter, den Zitronenabrieb und 1/4 Teelöffel Salz (falls gewünscht).
Löffeln Sie die Mischung über den Spargel und verteilen Sie sie. Legen Sie den Fisch darauf und drücken Sie den Zitronensaft über den Fisch.
Sofort servieren.

Nährwertangaben:
Kalorien: 158, Fett: 6,4 g, Protein: 23,0 g, Kohlenhydrate: 6,1 g, Ballaststoffe: 3,0 g, Zucker: 2,8 g, Natrium: 212 mg, Natrium: 212 mg

Weiße Fischfilets mit Zitronen-Petersilie

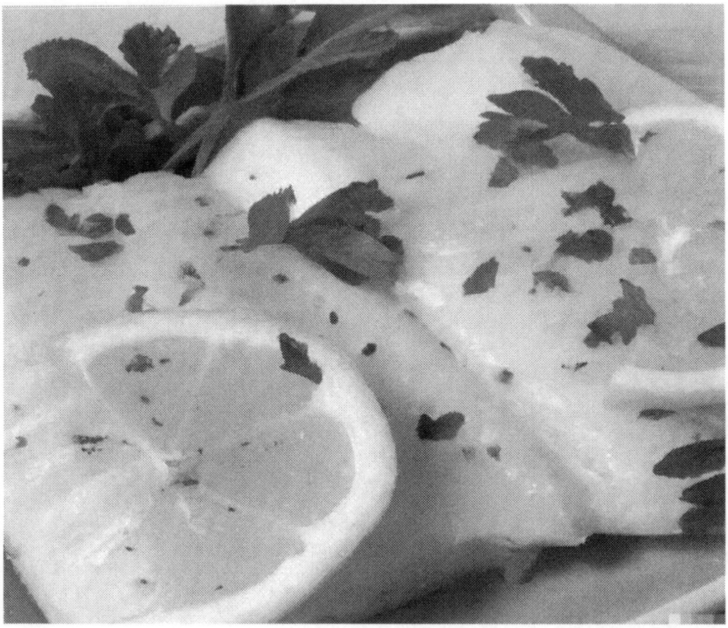

Vorbereitungszeit: 10 Minuten
Kochzeit: 10 Minuten
Portionen: 4
Zutaten:
4 (170 g) magere weiße Fischfilets, abgespült und trocken getupft
2 EL Petersilie, fein gehackt
1/2 TL Zitronenschale
1/4 TL getrockneter Dill
1 mittelgroße Zitrone, halbiert
Aus dem Schrank:
Kochspray
Paprika, nach Geschmack
Salz und Pfeffer, nach Geschmack
1/4 Tasse natives Olivenöl
Anleitung:
Den Ofen auf 400F (205C) vorheizen. Ein Backblech mit Alufolie auslegen und mit Kochspray einsprühen.
Die Filets auf die Folie legen und mit Paprika bestreuen. Nach Belieben mit Salz und Pfeffer würzen.

Im vorgeheizten Ofen 10 Minuten backen oder bis das Fleisch leicht mit einer Gabel zerbröckelt.
Inzwischen die Petersilie, die Zitronenschale, das Olivenöl und den Dill in einer kleinen Schüssel verrühren.
Den Fisch aus dem Ofen auf vier Teller geben. Den Saft der Zitrone über den Fisch geben und mit der Petersilienmischung servieren.

Nährwertangaben:
Kalorien: 283 Fett: 17,2 g, Protein: 33,3 g, Kohlenhydrate: 1,0 g, Ballaststoffe: 0 g, Zucker: 0 g, Natrium: 74 mg

Koriander-Limetten-Garnelen

Zubereitungszeit: 15 Minuten
Kochzeit: 8 Minuten
Portionen: 4
Zutaten:
1/2 Teelöffel Knoblauchzehe, fein gehackt
1 Pfund (454 g) große Garnelen, geschält und entdarmt
1/4 Tasse frisch gehackter Koriander
1 Limette, abgerieben und ausgepresst
Aus dem Schrank:
1 Teelöffel natives Olivenöl
1/4 Teelöffel Salz
1/8 Teelöffel schwarzer Pfeffer
Anleitung:
In einer großen schweren Pfanne das Olivenöl bei mittlerer Hitze erhitzen.
Den fein gehackten Knoblauch hinzufügen und 30 Sekunden lang anbraten, bis er duftet.
Die Garnelen hinzufügen und etwa 5 bis 6 Minuten lang braten, gelegentlich umrühren, bis sie pink und durchsichtig sind.
Vom Herd nehmen und in eine Schüssel geben. Koriander, Limettenabrieb und -saft, Salz und Pfeffer zu den Garnelen geben und alles gut vermengen. Sofort servieren.

Nährwertangaben:

Kalorien: 133, Fett: 3,5 g, Protein: 24,3 g, Kohlenhydrate: 1,0 g
Faser: 0 g, Zucker: 0 g, Natrium: 258 mg

Essen

Erdbeer-Rucola-Salat

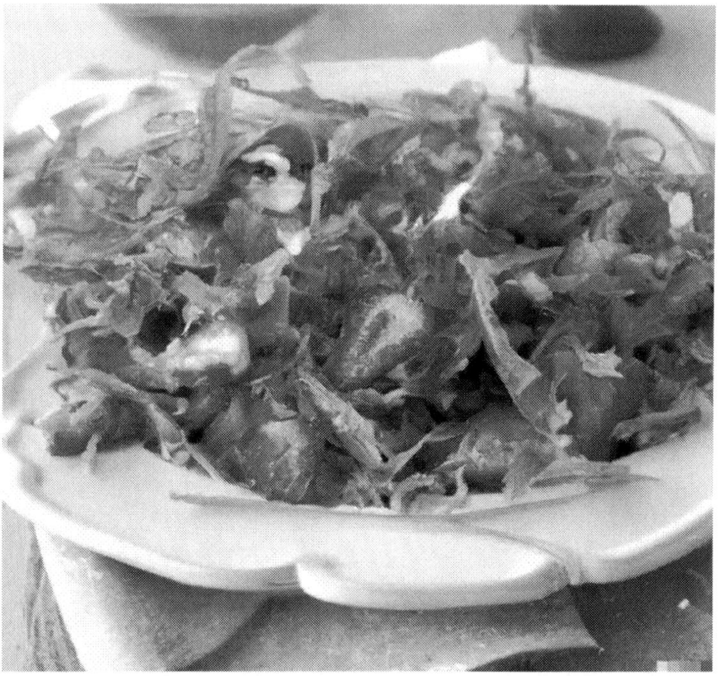

Zubereitungszeit: 10 Minuten
Kochzeit: keine
Portionen: 2
Zutaten:
1/4 Tasse Petersilienblätter, frisch, gehackt
2 Tassen Rucola
1/2 Tasse Erdbeeren
1/4 Tasse Basilikumblätter, frisch
3 Esslöffel Zitronenvinaigrette
1/4 Tasse rote Zwiebeln, dünn geschnitten
dünn geschnittene Mandeln (optional) zum Bestreuen
Anleitung:
Toss Petersilie, Rucola und Basilikum in einer Salatschüssel.

Fügen Sie die Vinaigrette, die viertelten Beeren und die rote Zwiebel hinzu und werfen Sie alles erneut.
Würzen Sie den zubereiteten Salat nach Geschmack mit Salz und Pfeffer und bestreuen Sie ihn dann mit dünn geschnittenen Mandeln. Servieren und genießen!

Nährwertangaben: Kalorien: 41, Protein: 0,2 g, Fett: 0,4 g, Kohlenhydrate: 20 g

Hühnersalat

Zubereitungszeit: 15 Minuten
Kochzeit: 10 Minuten
Portionen: 2
Zutaten:
1/2 (10 Unzen) Paket Blattsalat
1 1/2 Tassen Rotisserie-Hähnchen
1/3 Tasse Mandeln, in Scheiben geschnitten
1 Knoblauchzehe, gehackt
1 Karotte, geraspelt
1/2 Gurke, geraspelt
2 Esslöffel Olivenöl
1 Teelöffel Honig
1 1/2 Teelöffel Ingwer, geraspelt
1 Esslöffel Sojasauce
1 Esslöffel Reisessig
1 Teelöffel Honig
Anleitung:
Braten Sie die Nüsse, dann abkühlen lassen.
Mischen Sie den geraspelten Gurken, Karotten, Salat und Hähnchen in einer Schüssel.
Fügen Sie den geriebenen Ingwer, Honig, gehackten Knoblauch, Essig und Sojasauce in eine kleine Schüssel und vermischen Sie alles.
Gießen Sie die Soße über den Salat, dann servieren und genießen!

Nährwertangaben:

Kalorien: 90, Protein: 12g, Fett: 7g, Kohlenhydrate: 0g

Gebratene Gemüsemischung

Vorbereitungszeit: 10 Minuten
Kochzeit: 20 Minuten
Portionen: 4
Zutaten:
1 EL Olivenöl extra vergine
1/2 (8 Unzen) Paket ganze Knopf Pilze
1 (12 Unzen) Paket Blumenkohl, Karotte und Brokkoli Mix
1/4 Teelöffel Meersalz
Anleitung:
Heizen Sie Ihren Ofen auf 230 Grad Celsius vor.
In einer Schüssel, werfen Sie Ihre Gemüse zusammen mit dem Öl und Salz und Pfeffer nach Geschmack.
Fügen Sie das Gemüsegemisch auf ein Backblech und backen Sie es für 20 Minuten. Servieren und genießen!

Nährwertangaben: Kalorien: 70, Protein: 10g, Fett: 4g, Kohlenhydrate: 1g

Gemüse-Ei-Auflauf

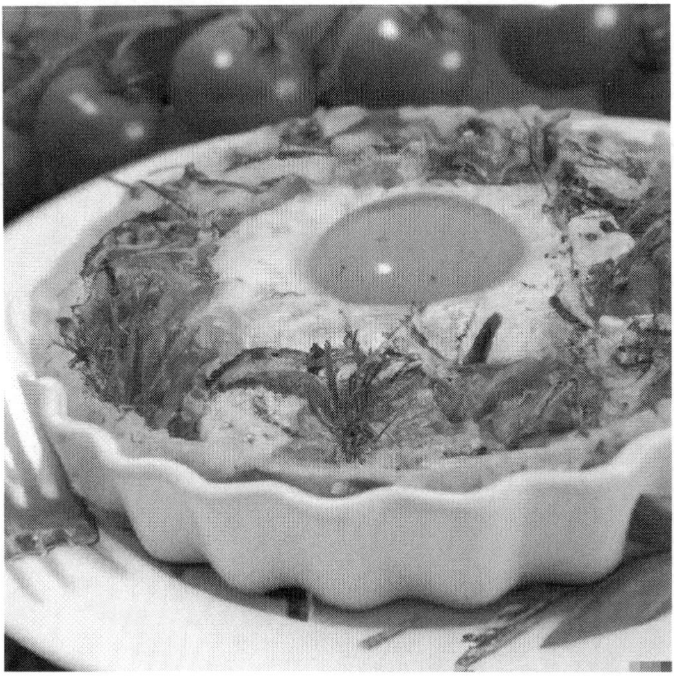

Zubereitungszeit: 20 Minuten
Kochzeit: 30 Minuten
Portionen: 2
Zutaten:
6 große Eier
1/2 (16 Unzen) Paket Kielbasa
1/2 Tasse rote Paprikaschote, gehackt
1/2 Tasse grüne Paprikaschote, gehackt
1 1/2 Teelöffel Olivenöl
1/2 (8 Unzen) Paket Pilze
1/8 Teelöffel Meersalz
1/4 Teelöffel frisch gemahlener schwarzer Pfeffer
Anleitung:
Heizen Sie Ihren Ofen auf 400 Fahrenheit vor.
Kochen Sie Ihre in 1/2-Zoll-Stücke geschnittene Kielbasa zusammen mit gehackten Pilzen und Paprikaschoten 5 Minuten bei mittlerer Hitze. Vom Pfannenwender nehmen.

In einer Rührschüssel die Eier mit Salz und Pfeffer verquirlen. Geben Sie die Kielbasamischung zu den Eiern und gießen Sie die Mischung in eine leicht eingefettete ofenfeste Pfanne. Backen Sie 20 Minuten, servieren und genießen Sie!

Nährwertangaben:
Kalorien: 300, Protein: 16 g, Fett: 29 g, Kohlenhydrate: 2 g

Italienischer Meeresfrüchteeintopf

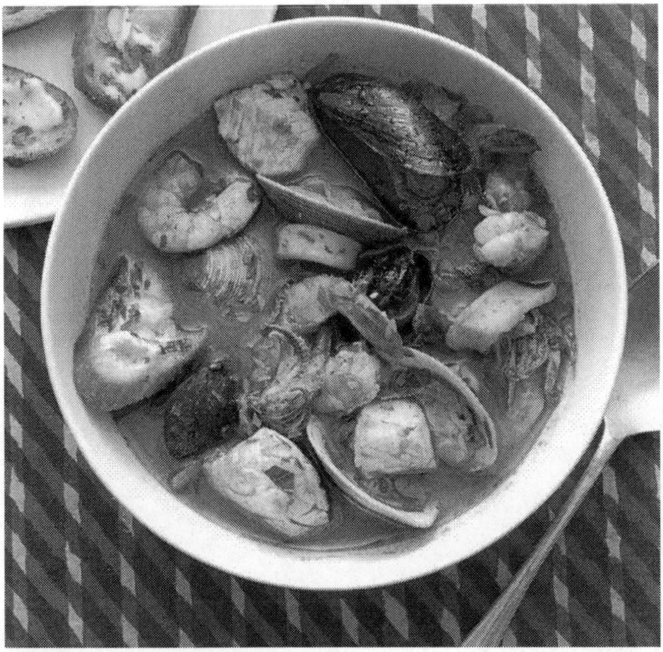

Zubereitungszeit: 20 Minuten
Kochzeit: 40 Minuten
Portionen: 4
Zutaten:
1 Tasse Zwiebel, gewürfelt
2 Knoblauchzehen, fein gehackt
1 lb. mittelgroße rohe Garnelen (ungeschält)
1 lb. Kabeljau
1 1/2 EL Olivenöl
1 Tasse Wasser
1 (15 Unzen) Dose Tomaten
1/2 (1 Unze) Paket Thymian
1/2 Tasse Hühnerbrühe
Anleitung:
Braten Sie Ihren gehackten Knoblauch und Zwiebel in heißem Öl für 10 Minuten in einer Pfanne bei mittlerer Hitze.
Rühren Sie die Brühe und 1 Thymiansprossen ein und kochen Sie, bis die Flüssigkeit fast verdampft ist.
Fügen Sie die zerdrückten Tomaten und das Wasser hinzu und lassen Sie dann 20 Minuten köcheln.

Fügen Sie die geschälten und entdarmten Garnelen, zusammen mit dem Kabeljau, hinzu und kochen Sie 8 Minuten. Entfernen Sie die Thymiansprossen. Hacken Sie 2 Teelöffel Thymian und fügen Sie ihn dem Eintopf hinzu. Servieren und genießen!

Nährwertangaben: Kalorien: 70, Protein: 12 g, Fett: 3 g, Kohlenhydrate: 0g

Zitronen-Blumenkohl und Pinienkerne

Zubereitungszeit: 5 Minuten
Kochzeit: 20 Minuten
Portionen: 4
Zutaten:
1 Teelöffel Zitronenschale
1/4 Teelöffel Meersalz
1 (10 Unzen) Paket Blumenkohl-Röschen
2 Esslöffel natives Olivenöl
2 Esslöffel Pinienkerne
1 Esslöffel Petersilie, frisch
1 1/2 Teelöffel Zitronensaft
1/4 Teelöffel frisch gemahlener schwarzer Pfeffer
Anleitung:
Heizen Sie Ihren Ofen auf 400 Fahrenheit vor.
Geben Sie alle Zutaten in eine große Schüssel und vermischen Sie sie.
Dann auf ein Backblech setzen.
Backen Sie 20 Minuten, servieren und genießen!

Nährwertangaben: Kalorien: 60, Protein: 4g, Fett: 0g, Kohlenhydrate: 8g

Rinderlende und Avocadocreme

Zubereitungszeit: 9 Minuten
Kochzeit: 8 Minuten
Portionen: 2
Zutaten:
1 Teelöffel Senf
2 (6 Unzen) Rindersteaks
1/4 Tasse saure Sahne
2 Teelöffel Zitronensaft, frisch
1/3 Avocado
1 Esslöffel Olivenöl-geschmierte
Meersalz und frisch gemahlener schwarzer Pfeffer nach Bedarf
Anleitung:
Heizen Sie Ihren Ofen auf 450 Fahrenheit vor.

Bestreuen Sie die Rindersteaks mit etwas Salz und Pfeffer.
Mischen Sie den Senf und das Öl und verteilen Sie die Mischung über das Fleisch.
Legen Sie die Steaks in eine Pfanne bei mittlerer Hitze für 3 Minuten.
Legen Sie die Steaks auf ein Backblech und legen Sie sie in den Ofen und backen Sie dann 6 Minuten.
Mischen Sie die Avocado mit Zitronensaft und saurer Sahne.
Servieren Sie Steaks mit Avocado-Creme und genießen Sie!

Nährwertangaben: Kalorien: 205, Protein: 20 g, Fett: 15 g, Kohlenhydrate: 1 g

Lachs und Zitrussoße

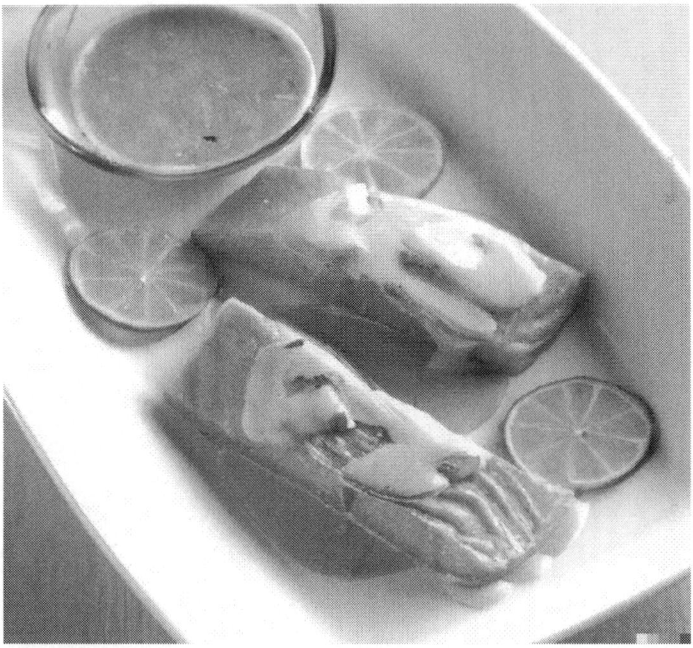

Zubereitungszeit: 10 Minuten
Kochzeit: 15 Minuten
Portionen: 2
Zutaten:
3/4 lb. Lachsfilets
1/3 Tasse frischer Orangensaft
1 Esslöffel frischer Limettensaft
1 Esslöffel frischer Zitronensaft
1 Esslöffel Honig
1 Esslöffel Olivenöl
1 1/2 Esslöffel Senf
Meersalz und frisch gemahlener schwarzer Pfeffer nach Bedarf
1/4 Teelöffel geräuchertes Paprika
Anleitung:
Bestreue die Filets mit Paprika, Salz und Pfeffer. Dann kochen. Während die Filets kochen, die Zitronen-, Orangen- und Limettensäfte und den Honig mischen und dann in einen kleinen Topf geben. Den Senf hinzufügen und verrühren - 10 Minuten bei schwacher Hitze kochen.

Die Lachsfilets auf Servierteller geben und dann die Sauce über die Filets gießen. Servieren und genießen!

Nährwertangaben: Kalorien: 210, Protein: 20 g, Fett: 22 g Kohlenhydrate: 0,3 g

Orangen-Avocado-Salat

Vorbereitungszeit: 10 Minuten
Kochzeit: keine
Portionen: 2
Zutaten:
½ Teelöffel Rucola
1 Avocado
1 Navelorange
1 Esslöffel frischer Limettensaft
1 Esslöffel natives Olivenöl
Anleitung:
Mischen Sie den Limettensaft, den Rucola und das Öl in einer Schüssel.
Fügen Sie die geschälten und geteilten Orangenstücke hinzu und vermengen Sie alles.
Fügen Sie die gewürfelte Avocado kurz vor dem Servieren hinzu und genießen Sie!

Nährwertangaben: Kalorien: 30, Protein: 2 g, Fett: 2 g, Kohlenhydrate: 1g

Avocados mit Walnuss-Kräutern

Zubereitungszeit: 7 Minuten
Kochzeit: 5 Minuten
Portionen: 2
Zutaten:
1 Avocado
1/4 Tasse Walnüsse
1 1/2 Teelöffel natives Olivenöl
1 1/2 Teelöffel Zitronensaft (frisch)
1 Esslöffel frischer Basilikum
Meersalz und schwarzer Pfeffer nach Geschmack
Anleitung:
Die gehackten Nüsse etwa 5 Minuten bei mittlerer Hitze in einer Pfanne anbraten.
In einer kleinen Schüssel den gehackten Basilikum, Zitronensaft, Öl, Meersalz und Pfeffer mischen.
Avocado halbieren, dann die Walnussmischung auf die Scheiben geben, servieren und genießen!

Nährwertangaben: Kalorien: 200, Protein: 2g, Fett: 17g, Kohlenhydrate: 7g

Barbecue-Rindsbrust

Vorbereitungszeit: 15 Minuten
Kochzeit: 5 Stunden
Portionen: 4
Zutaten:
1 Tasse Rinderbrühe
2 lb. Rinderbrust
1 süße Zwiebel, gewürfelt
1/2 Tasse Barbecue-Sauce
1/2 Teelöffel Steak-Gewürz
Anleitung:
Fügen Sie die vorbereitete Zwiebel zu Ihrem Slow Cooker hinzu. Reiben Sie die trimmbare Brust mit Gewürz.

Schneiden Sie die Brust in Stücke und fügen Sie sie zu Ihrem Slow Cooker hinzu.
Gießen Sie die Rinderbrühe und die Barbecue-Sauce über die Brust.
Kochen Sie auf niedriger Stufe 5 Stunden, schneiden Sie die Brust.
Servieren und genießen!

Nährwertangaben: Kalorien: 188, Protein: 13 g, Fett: 8 g, Kohlenhydrate: 15 g

Brokkoli und scharfe Sauce

Zubereitungszeit: 5 Minuten
Kochzeit: 5 Minuten
Portionen: 4
Zutaten:
4 Tassen Brokkoliröschen
1 EL natives Olivenöl
1/2 TL Hot Sauce
Meersalz und schwarzer Pfeffer nach Bedarf
Anleitung:
Stellen Sie Ihren Brokkoli in einen Dampfeinsatz. Dampfen Sie Ihren Brokkoli etwa 5 Minuten oder bis er zart ist.
Tropfen Sie das Öl darüber und bestreuen Sie die Hot Sauce, Meersalz und schwarzen Pfeffer. Servieren und genießen!

Nährwertangaben: Kalorien: 30, Protein: 4g, Fett: 0g, Kohlenhydrate: 5g

Country Breakage Hähnchentender

Zubereitungszeit: 10 Minuten
Kochzeit: 15 Minuten
Portionen: 4
Zutaten:
3/4 lb. Hähnchenstreifen
Für die Panade:
2 EL Olivenöl
1 TL Pfeffer
1/2 TL Salz
1/2 Tasse Paniermehl
1/2 Tasse Mehl
2 Eier, verquirlt
Anleitung:
Den Airfryer auf 330 F vorheizen.
In drei separate Schüsseln das Paniermehl, die Eier und das Mehl beiseite stellen. Das Paniermehl mit Salz und Pfeffer würzen. Olivenöl zum Paniermehl hinzufügen und gut vermengen.
Die Hähnchenstreifen in Mehl tauchen, dann in die Eier und schließlich in das Paniermehl tauchen. Drücken, um sicherzustellen, dass das Paniermehl gleichmäßig die Hähnchenstreifen bedeckt. Überschüssige Panade im Garbehälter abstauben. Die Hähnchenstreifen 10 Minuten im Airfryer garen. Warm servieren.

Nährwertangaben: Kalorien: 276, Gesamtfett: 8,6 g Kohlenhydrate: 7 g, Protein: 13,2 g

Snacks

Kürbissuppe mit Ingwer

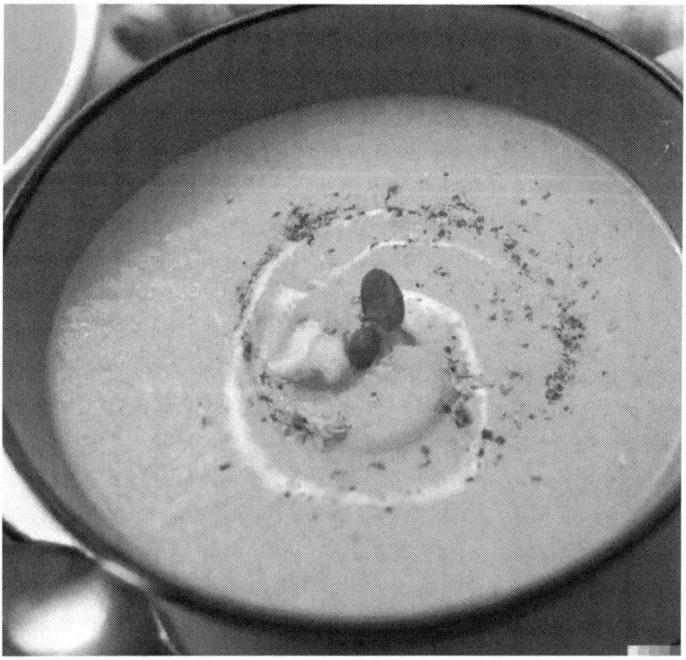

Zubereitungszeit: 10 Minuten
Kochzeit: 15 Minuten
Portionen: 4
Zutaten:
1 Hokkaido-Kürbis (350 g)
2 Knoblauchzehen
2 mittelgroße Zwiebeln
1 Stück Ingwer
1/2 Teelöffel Gemüsebrühe
1 EL Rapsöl
2 EL Sauerrahm
1/2 EL Currypulver
Anleitung:

Schneiden Sie den Kürbis auf. Entfernen Sie die Kerne und Fasern. Schneiden Sie das Fleisch in Würfel.
Schälen Sie auch die Zwiebel und den Knoblauch. Grob schneiden Sie die Zwiebel und fein hacken Sie den Knoblauch.
Schälen und fein hacken Sie den Ingwer.
Bereiten Sie die Brühe zu.
Dämpfen Sie die Zwiebeln in heißem Öl. Fügen Sie den Ingwer und Knoblauch hinzu und braten Sie kurz.
Fügen Sie Curry und Kürbiswürfel hinzu. Braten Sie alles kurz. Löschen Sie mit der Gemüsebrühe ab. Lassen Sie es etwa 15-20 Minuten köcheln. Rühren Sie alles ab und zu gut um.
Fügen Sie den Sauerrahm und 100 ml Wasser hinzu. Bringen Sie die Mischung zum Kochen. Würzen Sie die Suppe und servieren Sie.

Nährwertangaben: Kalorien: 229, Fett: 20,4 g, Protein: 3,5 g, Kohlenhydrate: 10,7 g, Ballaststoffe: 3,4 g, Zucker: 4,9 g, Natrium: 644 mg

Zucchini-Lachs-Salat

Zubereitungszeit: 10 Minuten
Kochzeit: 15 Minuten
Portionen: 2
Zutaten:
400 g Zucchini
100 g Räucherlachs
2 EL Olivenöl
2 EL Zitronensaft
Anleitung:
Zucchini waschen, schälen und in dünne Streifen schneiden. Wenn vorhanden, kann man dazu auch einen Spiral-Cutter verwenden. Die Zucchinistreifen mit etwas Olivenöl anbraten, abkühlen lassen und mit Küchenpapier trocken tupfen. Anschließend in eine Salatschüssel geben. Den Räucherlachs in Scheiben schneiden (oder fertig geschnittenen Lachs verwenden oder beim Fachhändler schneiden lassen).

Basilikum waschen, abtropfen lassen und fein hacken. Basilikum und Lachs zur Zucchini geben. Zitronensaft, Salz und Pfeffer hinzufügen. Salat gut vermengen. Nach Belieben noch etwas abschmecken.

Nährwertangaben: Kalorien: 109 kcal, Fett: 2g, Protein: 4g
Kohlenhydrate: 21g, Ballaststoffe: 6g, Zucker: 5g, Natrium: 123mg

Gefüllte Pilze

Zubereitungszeit: 10 Minuten
Kochzeit: 30 Minuten
Portionen: 2
Zutaten:
6 Pilze
1 kleine Zwiebel
1 Knoblauchzehe
1 Stück Ingwer
1 kleiner Zucchini
2 Tomaten
1 EL Rapsöl
Koriander
Anleitung:
Pilze putzen. Knoblauch, Zwiebel, Ingwer schälen und alles in kleine Stücke schneiden.
Zucchini schälen. Schale entfernen und in kleine Stücke schneiden.
Tomaten waschen. Stiel und Fruchtfleisch entfernen. Tomate in kleine Stücke schneiden.
Pfanne mit Rapsöl erhitzen. Pilzstiele, Zucchini, Zwiebel, Ingwer und Knoblauch dazugeben und alles anbraten. Tomatenstücke hinzufügen. Mit Salz und Pfeffer würzen.
Eine Auflaufform einfetten. Pilzköpfe hineingeben. Gebackene Gemüse dazugeben. Mit Käse bestreuen. Alles im Ofen für 20 Minuten backen.

Nährwertangaben:
Kalorien: 109 kcal, Fett: 2g, Protein: 4g, Kohlenhydrate: 21g
Faser: 6g, Zucker: 5g, Natrium: 123mg

Mango-Avocado-Salat

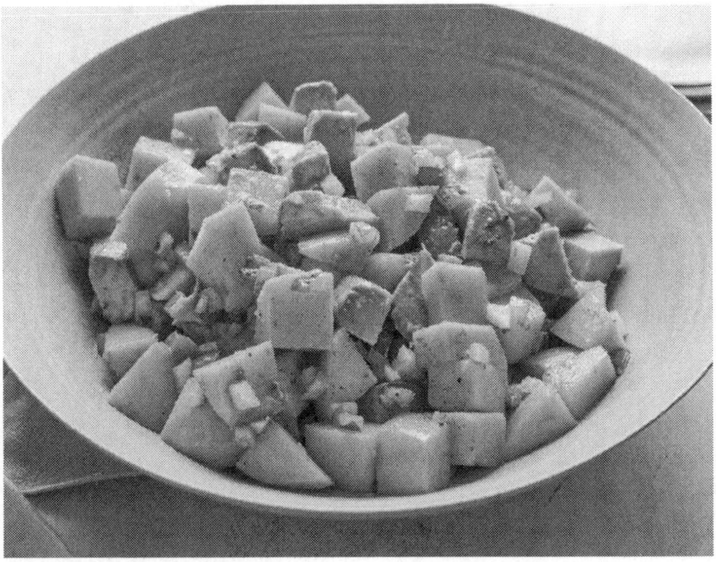

Zubereitungszeit: 10 Minuten
Kochzeit: 10 Minuten
Portionen: 2
Zutaten:
1/2 Mango
1 Avocado
2 EL Zitronensaft
175 g Tomaten
125 g Rucola
2 EL Orangensaft
1 EL Senf
2 EL Olivenöl
Anleitung:
Schäle die Mango. Schneide die Fruchtfleisch in kleine Würfel.
Schneide die Avocado auf. Entferne den Kern, schneide das Fleisch in Stücke und bestreue es mit 1 EL Zitronensaft.
Wasche die Tomaten und schneide sie halbieren.
Wasche den Rucola, schüttle ihn trocken und schneide ihn in kleine Stücke.
Vermische alle Zutaten in einer Schüssel.

Mische Zitronen- und Orangensaft mit Senf in einer kleinen Schüssel oder Tasse. Füge Pfeffer hinzu und rühre das Olivenöl unter.
Serviere den Salat auf Tellern. Füge die Sauce hinzu.

Nährwertangaben: Kalorien: 41 kcal, Kohlenhydrate: 11g, Glykämischer Index: 2, Ballaststoffe: 2g, Protein: 0g, Natrium: 1mg, Fett: 0 g

Gegrillte Tomaten mit Feta

Vorbereitungszeit: 10 Minuten
Kochzeit: 20 Minuten
Portionen: 2
Zutaten:
4 Tomaten
1 Zweig Thymian
1 Zweig Rosmarin
200 g Feta
2 EL Olivenöl
Meersalz (grob)
Anleitung:
Den Ofen vorheizen.
Die Tomaten waschen. Einen Deckel abschneiden. Den Inhalt mit einem Löffel herausnehmen. Die Tomaten mit der Öffnung nach unten auf Küchenpapier setzen.
Thymian und Rosmarin waschen, abtropfen lassen und fein hacken.
Den Feta in einer Schüssel zerbröseln. Öl und Kräuter hinzufügen. Mit Salz und Pfeffer würzen und alles gut vermengen. Die Masse in die Tomaten füllen. Den Deckel wieder aufsetzen.
Ein Stück Alufolie mit Öl einpinseln. Die Tomaten in die Folie wickeln und für 10 Minuten in den Ofen geben.
Die Tomaten etwas abkühlen lassen. Servieren.

Nährwertangaben:
Kalorien 284, Gesamtkohlenhydrate 11g, Netto-Kohlenhydrate 10g, Ballaststoffe 1g, Protein 31g, Fett 13g, gesättigte Fettsäuren 5g, Zucker 4g, Natrium 448mg, Cholesterin 89mg

Staudensellerie mit Apfel

Zubereitungszeit: 10 Minuten
Kochzeit: 15 Minuten
Portionen: 2
Zutaten:
1/2 Sellerie
2 saure Äpfel
2 Walnüsse
2 EL fettarmer Quark
75 g Bio-Joghurt
Zitronensaft
Anleitung:
Den Sellerie waschen. Enden und Spitzen entfernen und den Sellerie in kleine Scheiben schneiden.
Die Äpfel waschen, in Viertel schneiden. Schale entfernen und die Äpfel in Scheiben schneiden.
Alles in eine Schüssel geben. Die Walnüsse zerdrücken und die Kerne grob hacken und dem Salat hinzufügen.
Den Quark, Joghurt und ein paar Spritzer Zitronensaft hinzufügen und alles gut vermischen.
Pfeffer, Salz und eine Prise Zucker hinzufügen. Alles gut vermengen.
Den Salat auf einem Teller servieren.

Nährwertangaben:
Kalorien 75, gesättigte Fettsäuren 0,5 g, Netto-Kohlenhydrate 14 g, Protein 2 g, Zucker 3 g, Ballaststoffe 1 g,
Natrium 133 mg, Kalium 70 mg

Weißer Bohnensalat

Vorbereitungszeit: 10 Minuten
Kochzeit: 15 Minuten
Portionen: 2
Zutaten:
1/2 Gurke
1 Bündel Rucola
140 g weiße Bohnen
3 Frühlingszwiebeln
1 rote Paprika
3 EL weißer Balsamico-Essig
4 EL Olivenöl
1 Teelöffel Honig
Anleitung:
Die Bohnen waschen und in einem Sieb abtropfen lassen.
Die Gurke schälen, halbieren. Schale entfernen und Gurke in Scheiben schneiden.
Den Rucola waschen und abtropfen lassen.
Die Paprika waschen, Kerne entfernen und in kleine Würfel schneiden.
Die Frühlingszwiebeln waschen, putzen und in Ringe schneiden.
Den Balsamico-Essig, Honig, Olivenöl mit Salz und Pfeffer verrühren.
Den Salat in eine Schüssel geben. Die Marinade unterheben.
Alles kurz ziehen lassen und auf einem Teller anrichten.

Nährwertangaben:
Kalorien: 109 kcal, Fett: 2g, Protein: 4g, Kohlenhydrate: 21g, Ballaststoffe: 6g, Zucker: 5g, Natrium: 123mg

Erbsensuppe

Zubereitungszeit: 10 Minuten
Kochzeit: 30 Minuten
Portionen: 2
Zutaten:
1 1/2 Frühlingszwiebeln
250 g Kartoffeln
375 g Erbsen (frozne)
1/2 Gemüsebrühe
1 EL Rapsöl
1 EL Sauerrahm
Anleitung:
Frühlingszwiebeln waschen und in Ringe schneiden.
Kartoffeln schälen und in Würfel schneiden.
1 Tasse mit Erbsen füllen und arrangieren.
Einen Topf mit dem Rapsöl erhitzen und die Zwiebeln goldbraun anbraten.
Kartoffeln und Erbsen in den Topf geben und anbraten. Ab und zu gut umrühren.
Mit der Brühe ablöschen und alles etwa 20 Minuten bei niedriger Flamme köcheln lassen.
Die Suppe pürieren. Sauerrahm hinzufügen. Umrühren. Mit Salz und Pfeffer abschmecken.
Alles kurz aufkochen lassen und dann servieren.

Nährwertangaben:
Kalorien 259, Gesättigte Fettsäuren 2,8 g, Netto-Kohlenhydrate 15 g, Protein 32 g, Zucker 6,5 g,
Faser 3 g, Natrium 409 mg, Kalium 142 mg

Kartoffel-Curry-Suppe

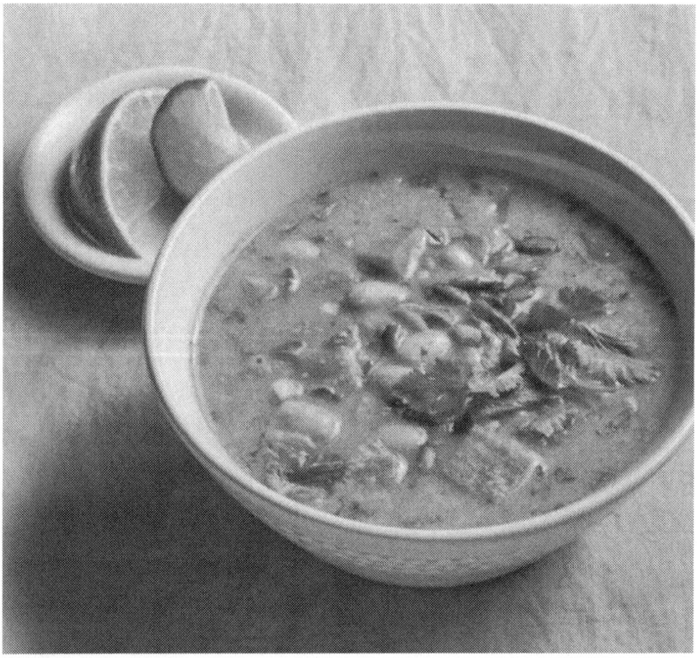

Zubereitungszeit: 10 Minuten
Kochzeit: 30 Minuten
Portionen: 2
Zutaten:
400 g Kartoffeln
2 Zwiebeln
1 Teelöffel Butter
400 ml Gemüsebrühe
3 EL Sahne
Koriander
Anleitung:
Kartoffeln schälen und in kleine Würfel schneiden. Zwiebeln schälen und ebenfalls in kleine Würfel schneiden.
Butter in einem Topf erhitzen. Zwiebeln hinzufügen und andünsten.
Kartoffeln hinzufügen, mit Curry würzen und andünsten.
Gemüsebrühe zubereiten und zum Ablöschen der Kartoffeln verwenden.
Umrühren und etwa 15 Minuten köcheln lassen.

Einige Kartoffelstücke herausnehmen und beiseite stellen. Suppe pürieren. Sahne hinzufügen. Mit Salz und Pfeffer abschmecken. Kartoffelstücke wieder hinzufügen. Die Suppe kann nun auf einem Teller serviert werden.

Nährwertangaben:
Kalorien: 171, Fett: 11,1 g, Protein: 5,1 g, Kohlenhydrate: 14,9 g, Ballaststoffe: 2,1 g, Zucker: 3,0 g, Natrium: 11 mg

Spargelsalat

Vorbereitungszeit: 10 Minuten
Kochzeit: 45 Minuten
Portionen: 2
Zutaten:
2 Kartoffeln (50 g)
200 g Pommes-Salat
200 g Karotten
250 g Karotten
250 g Spargel
2 EL Essig
2 EL Öl
1 TL rosa Beeren
Anleitung:
Schälen Sie die Kartoffeln, kochen Sie sie in gesalzenem kochendem Wasser und gießen Sie sie ab. Dann in eine Schüssel geben und mit einer Gabel zerdrücken.
Wasche den Pommes-Salat, schleudere.
Koche den Spargel in gesalzenem Wasser etwa 8 Minuten, entferne und abtropfen lassen und beiseite stellen.
Schälen Sie die Karotten, schneiden Sie in kleine Stücke und kochen Sie in dem Spargelwasser etwa 2 Minuten.
Füge den Spargel und die Karotten zu den Kartoffeln hinzu, lasse sie etwas abkühlen und füge den Salat hinzu.
Vermische Essig mit Salz, Pfeffer, Zucker und Spargelwasser. Füge Öl hinzu. Alles in die Schüssel geben und gut vermischen.
Bestreue den Salat mit den rosa Beeren.

Nährwertangaben: Kalorien: 467, Fett: 20,1 g, Protein: 35,1 g, Kohlenhydrate: 36,9 g, Ballaststoffe: 10,1 g, Zucker: 14,0 g, Natrium: 243 mg

Vorspeisen

Truthahn-Pasteten in der Pfanne

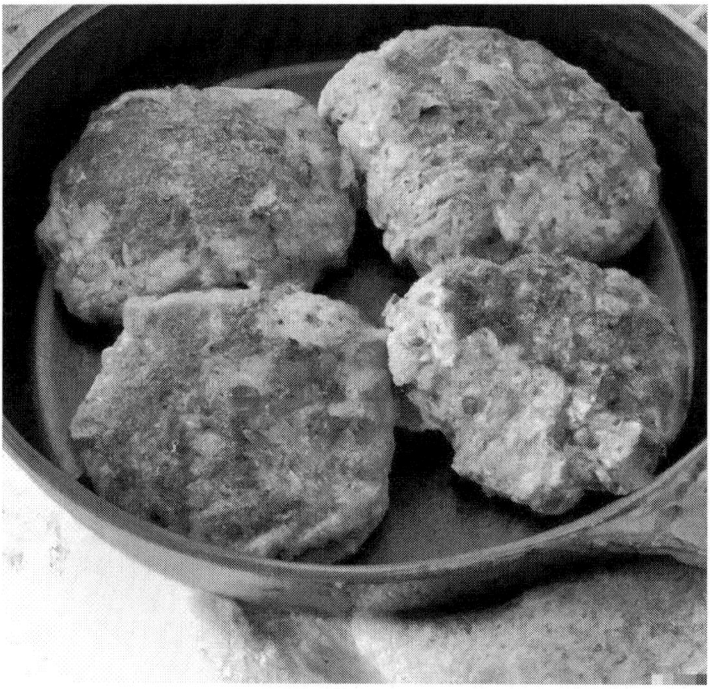

Zubereitungszeit: 7 Minuten
Kochzeit: 8 Minuten
Portionen: 2
Zutaten
225 g mageres Hackfleisch
1/2 Tasse Hühnerbrühe mit niedrigem Natriumgehalt
1/4 Tasse rote Zwiebel
1/2 TL Worcestersauce
1 TL natives Olivenöl
1/4 TL Oregano (getrocknet)
1/8 TL Pfeffer
Anleitung

Hackfleisch, gehackte Zwiebel, Worcestersauce, getrockneten Oregano und Pfeffer mischen und zu 2 Patties formen.
Öl erhitzen und Patties 4 Minuten pro Seite braten; beiseite stellen.
Brühe in die Pfanne geben und zum Kochen bringen. 2 Minuten kochen lassen und Sauce über die Patties geben.

Nährwertangaben: 180 Kalorien, 11 g Fett, 9 g Kohlenhydrate

Truthahn-Hackbraten

Zubereitungszeit: 10 Minuten
Kochzeit: 50 Minuten
Portionen: 2
Zutaten
225 g 93% mageres Hackfleisch
3 EL Paniermehl
1/2 Tasse Frühlingszwiebeln
1 Ei
1/2 Tasse grüner Paprika
1 EL Ketchup
1/4 Tasse Sauce (Picante)
1/2 TL Kreuzkümmel (gemahlen)
Anleitung
Den Ofen auf 175°C vorheizen. Mageres Hackfleisch, 3 EL Picante-Sauce, Paniermehl, Ei, gehackte Frühlingszwiebeln, gehackter grüner Paprika und Kreuzkümmel in einer Schüssel vermengen (gut vermischen);
Die Mischung in ein Backblech geben; in eine ovale Form (ca. 4 cm dick) bringen. 45 Minuten backen.
Restliche Picante-Sauce und Ketchup vermischen; über den Laib geben. 5 Minuten länger backen. 5 Minuten ruhen lassen.

Nährwertangaben: Kalorien: 230, Gesamtfett: 8 g, Gesättigte Fettsäuren: 2 g, Cholesterin: 85 mg, Natrium: 500 mg, Gesamtkohlenhydrate: 12 g, Ballaststoffe: 1 g, Zucker: 5 g, Protein: 25 g

Nudeln mit Pilzen

Zubereitungszeit: 7 Minuten
Kochzeit: 10 Minuten
Portionen: 4
Zutaten
4 Unzen Vollkorn-Linguine
1 TL natives Olivenöl
1/2 Tasse leichte Sauce
2 EL Frühlingszwiebeln
1 (8-Unzen) Pkg Pilze
1 Knoblauchzehe
1/8 TL Salz
1/8 TL Pfeffer
Anleitungen
Kochen Sie das Pasta nach Packungsanweisung, abtropfen lassen.
Braten Sie die in Scheiben geschnittenen Pilze 4 Minuten.
Rühren Sie die fein gehackte Knoblauchzehe, Salz und Pfeffer in die Fettuccine. 2 Minuten kochen.
Erhitzen Sie die leichte Sauce, bis sie erhitzt ist; bedecken Sie die Pastamischung ordnungsgemäß mit Sauce und fein gehackten Frühlingszwiebeln.

Nährwertangaben: 300 Kalorien, 1 g Fett, 15 g Kohlenhydrate

Hähnchen Tikka Masala

Vorbereitungszeit: 5 Minuten
Kochzeit: 15 Minuten
Portionen: 2
Zutaten
225 g Hähnchenbrust
1/4 Tasse Zwiebel

1,5 TL natives Olivenöl
1 (14,5-Unzen-) Dose Tomaten
1 TL Ingwer
1 TL frischer Zitronensaft
1/3 Tasse fettfreier griechischer Joghurt
1 EL Garam Masala
1/4 TL Salz
1/4 TL Pfeffer
Anleitung
Geben Sie dem in 1-Zoll-Würfel geschnittenen Hähnchen 1,5 TL Garam Masala, 1/8 TL Salz und Pfeffer hinzu.
Kochen Sie das Hähnchen und die gewürfelte Zwiebel 4 bis 5 Minuten.
Fügen Sie gewürfelte Tomaten, geriebenen Ingwer, 1,5 TL Garam Masala, 1/8 TL Salz hinzu. Kochen Sie 8 bis 10 Minuten.
Fügen Sie Zitronensaft und Joghurt hinzu, bis alles vermischt ist.

Nährwertangaben: 200 Kalorien, 26 g Protein, 10 g Fett, 10 g Kohlenhydrate

Gebratener Kabeljau mit Tomate

Vorbereitungszeit: 10 Minuten
Kochzeit: 35 Minuten
Portionen: 2
Zutaten
2 (4-oz) Kabeljaufilets
1 Tasse Kirschtomaten
2/3 Tasse Zwiebeln
2 TL Orangenschale
1 EL natives Olivenöl
1 TL Thymian (getrocknet)
1/4 TL Salz, geteilt
1/4 TL Pfeffer, geteilt
Anleitungen
Den Ofen auf 400°F vorheizen. Mischen Sie die Hälfte der Tomaten, die geschnittenen Zwiebeln, die geriebene Orangenschale, das natives Olivenöl, den getrockneten Thymian und 1/8 Salz und Pfeffer. 25 Minuten braten. Aus dem Ofen nehmen.
Arrangieren Sie den Fisch auf der Pfanne und würzen Sie ihn mit den restlichen 1/8 TL Salz und Pfeffer. Geben Sie die reservierte Tomatenmischung über den Fisch. 10 Minuten backen.

Nährwertangaben: 120 Kalorien, 9 g Protein, 2 g Fett

Französischer Brokkoli-Salat

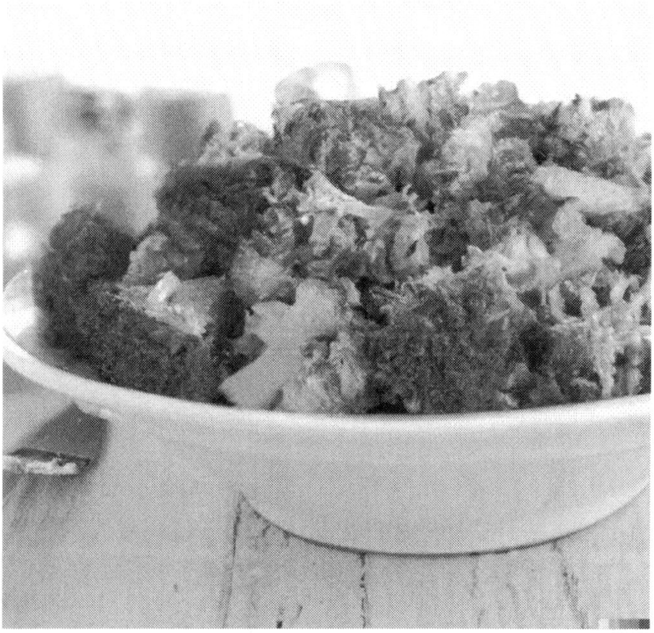

Zubereitungszeit: 10 Minuten,
Kochzeit: 10 Minuten;
Portionen: 10
Zutaten:
8 Tassen Brokkoliröschen
3 Streifen Bacon, gekocht und zerbröckelt
¼ Tasse Sonnenblumenkerne
1 Bündel Frühlingszwiebeln, in Scheiben geschnitten
Was Sie aus dem Vorratsregal benötigen:
3 EL eingelegter Reisessig
3 EL Rapsöl
1/2 Tasse getrocknete Cranberries
Anleitung:
Frühlingszwiebeln, Cranberries und Brokkoli in eine Schüssel geben.
Essig, Öl in einer anderen Schüssel verrühren. Gut vermischen.
Jetzt über den Brokkolimix träufeln.
Durch Wenden gut durchmischen.
Bacon und Sonnenblumenkerne vor dem Servieren bestreuen.

Nährwertangaben:
Kalorien 121, Kohlenhydrate 14g, Cholesterin 2mg, Ballaststoffe 3g, Zucker 1g, Fett 7g, Protein 3g, Natrium 233mg

Gegrillter Salat mit Lendenstücken

Zubereitungszeit: 10 Minuten, Kochzeit: 20 Minuten; Portionen: 5
Zutaten:
1 lb. Schweinefilet
10 Tassen gemischte Salatblätter
2 Orangen, kernlos, in mundgerechte Stücke geschnitten
1 EL Orangenschale, gerieben
Was Sie aus dem Vorratsregal benötigen:
2 EL Apfelessig
2 EL Olivenöl
2 TL Dijon-Senf
1/2 Tasse Orangensaft
2 TL Honig
1/2 TL Pfeffer, gemahlen
Anleitung:
Alle Zutaten für die Vinaigrette in einer Schüssel vermengen.
Das Schweinefilet auf mittlerer Hitze auf jeder Seite 9 Minuten grillen.
Nach 5 Minuten in Scheiben schneiden.
Das Filet in dünne Scheiben schneiden.
Die Salatblätter auf dem Servierteller anrichten.
Mit dem Schweinefilet und den Orangen belegen.
Nüsse (optional) darüberstreuen.

Nährwertangaben: Kalorien 211, Kohlenhydrate 13g, Cholesterin 51mg, Ballaststoffe 3g, Zucker 0,8g, Fett 9g, Protein 20g, Natrium 113mg

Gerste-Gemüse-Salat

Zubereitungszeit: 10 Minuten,
Kochzeit: 20 Minuten;
Portionen: 6
Zutaten:
1 Tomate, entkernt und gehackt
2 EL Petersilie, fein gehackt
1 gelbe Paprika, gehackt
1 EL Basilikum, fein gehackt
¼ Tasse Mandeln, geröstet
Was Sie aus dem Vorratsregal benötigen:
1-1/4 Tassen Gemüsebrühe
1 Tasse Gerste
1 EL Zitronensaft
2 EL Weißweinessig
3 EL Olivenöl
¼ Teelöffel Pfeffer
1/2 Teelöffel Salz
1 Tasse Wasser
Anleitung:
Kochen Sie die Brühe, Gerste und Wasser in einem Topf auf.
Hitze reduzieren. Abdecken und 10 Minuten köcheln lassen.
Vom Herd nehmen.
In der Zwischenzeit die Petersilie, die gelbe Paprika und die Tomate in einer Schüssel mischen.
Die Gerste untermischen.
Den Essig, das Öl, Basilikum, Zitronensaft, Wasser, Pfeffer und Salz in einer Schüssel verrühren.
Gießen Sie diese Mischung über Ihre Gerstemischung. Gut vermischen.
Die Mandeln vor dem Servieren unterrühren.

Nährwertangaben:
Kalorien 211, Kohlenhydrate 27 g, Cholesterin 0 mg, Ballaststoffe 7 g, Zucker 0 g, Fett 10 g, Protein 6 g, Natrium 334 mg

Spinat-Garnelen-Salat

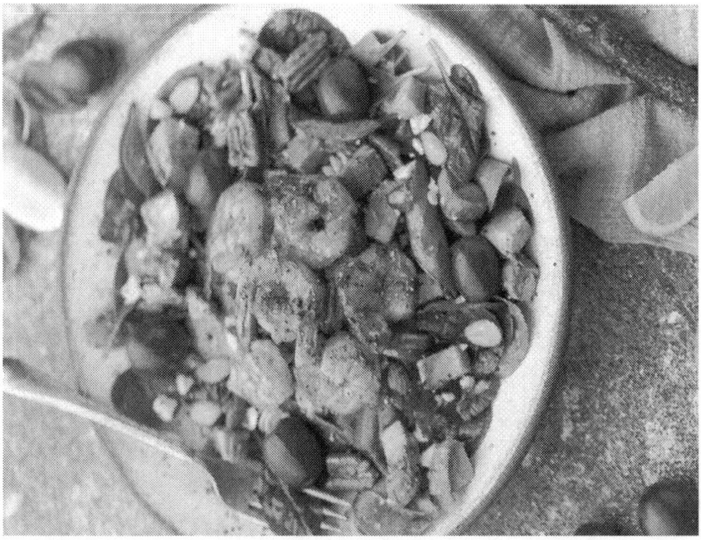

Zubereitungszeit: 10 Minuten,
Kochzeit: 10 Minuten;
Portionen: 4
Zutaten:
1 lb. ungekochte Shrimps, geschält und entdarmt
2 EL Petersilie, gehackt
¾ Tasse halbierte Kirschtomaten
1 mittelgroße Zitrone
4 Tassen Babyspinat
Was Sie aus dem Vorratskasten benötigen:
2 EL Butter
3 gehackte Knoblauchzehen
¼ Teelöffel Pfeffer
¼ Teelöffel Salz
Anleitung:
Butter in einer Antihaft-Pfanne bei mittlerer Temperatur schmelzen.
Fügen Sie die Shrimps hinzu.
Kochen Sie die Shrimps jetzt 3 Minuten, bis sie pink werden.
Fügen Sie die Petersilie und den Knoblauch hinzu.
Kochen Sie noch eine Minute. Vom Herd nehmen.
Halten Sie den Spinat in Ihrer Salatschüssel.
Garnieren Sie mit dem Shrimps-Mix und den Tomaten.

Gießen Sie Zitronensaft über den Salat.
Bestreuen Sie mit Pfeffer und Salz.

Nährwertangaben:
Kalorien 201, Kohlenhydrate 6g, Cholesterin 153mg, Ballaststoffe 2g, Zucker 0g, Fett 10g, Protein 21g, Natrium 350mg

Salat aus Süßkartoffeln und gerösteten Rüben

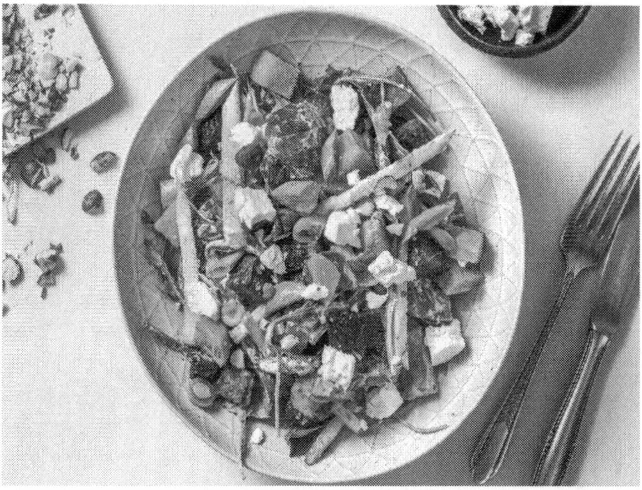

Zubereitungszeit: 10 Minuten,
Kochzeit: 10 Minuten;
Portionen: 4
Zutaten:
2 Rüben
1 Süßkartoffel, geschält und gewürfelt
1 Knoblauchzehe, gehackt
2 Esslöffel Walnüsse, gehackt und geröstet
1 Tasse Fenchelknolle, in Scheiben geschnitten
Was Sie aus dem Vorratsregal benötigen:
3 Esslöffel Balsamico-Essig
1 Teelöffel Dijon-Senf
1 Esslöffel Honig
3 Esslöffel Olivenöl
¼ Teelöffel Pfeffer
¼ Teelöffel Salz
3 Esslöffel Wasser
Anleitung:
Die Rüben schrubben. Die Spitzen auf 1 Zoll trimmen.
In Alufolie wickeln und auf ein Backblech legen.
Backen, bis sie zart sind. Die Folie abnehmen.
Wasser und Süßkartoffel in einer Schüssel vermengen.
Abdecken. Im Mikrowellenofen 5 Minuten garen. Abgießen.

Jetzt die Rüben schälen. In kleine Wedges schneiden.
Fenchel, Süßkartoffel und Rüben auf 4 Salattellern anrichten.
Nüsse darüberstreuen.
Honig, Senf, Essig, Wasser, Knoblauch, Pfeffer und Salz verquirlen.
Nach und nach das Öl unterrühren.
Über den Salat träufeln.

Nährwertangaben:
Kalorien 270, Kohlenhydrate 37 g, Cholesterin 0 mg, Ballaststoffe 6 g,
Zucker 0,3 g, Fett 13 g, Protein 5 g, Natrium 309 mg

Kartoffel-Calico-Salat

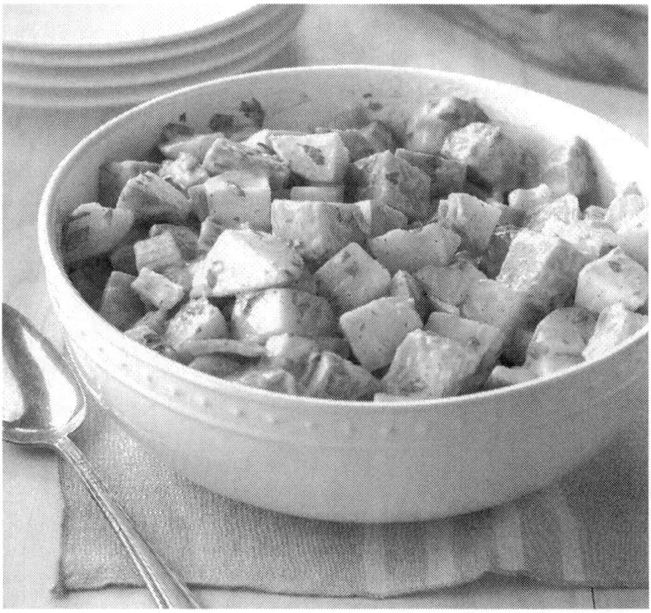

Vorbereitungszeit: 15 Minuten,
Kochzeit: 5 Minuten;
Portionen: 14
Zutaten:
4 rote Kartoffeln, geschält und gekocht
1-1/2 Tassen Maiskörner, gekocht
1/2 Tasse grüner Paprika, gewürfelt
1/2 Tasse rote Zwiebel, gehackt
1 Tasse Karotte, geraspelt
Was Sie aus dem Vorratskasten benötigen:
1/2 Tasse Olivenöl
¼ Tasse Essig
1-1/2 Teelöffel Chilipulver
1 Teelöffel Salz
Prise heiße Sauce
Anleitung:
Halten Sie alle Zutaten zusammen in einem Glas.

Schließen Sie es und schütteln Sie es gut.
Würfeln Sie die Kartoffeln. Kombinieren Sie sie mit der Karotte, der Zwiebel und dem Mais in Ihrer Salatschüssel.
Gießen Sie die Soße darüber.
Jetzt leicht werfen.

Nährwertangaben:
Kalorien 146, Kohlenhydrate 17 g, Cholesterin 0 mg, Ballaststoffe 0 g, Zucker 0 g, Fett 9 g, Protein 2 g, Natrium 212 mg

Mango und Jicama Salat

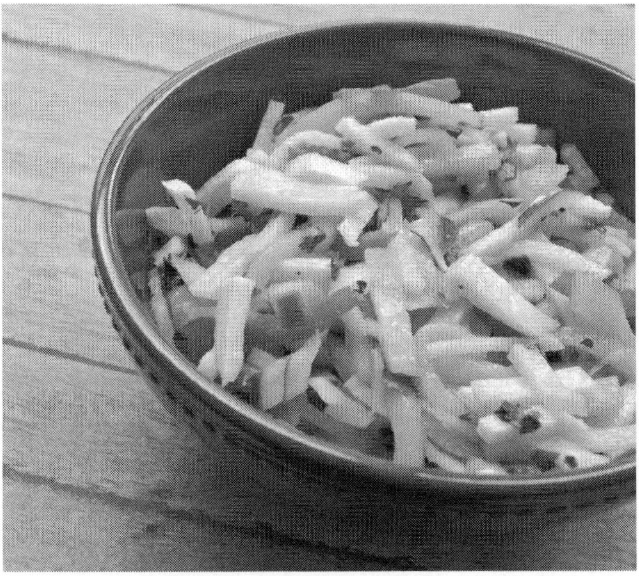

Vorbereitungszeit: 15 Minuten,
Kochzeit: 5 Minuten;
Portionen: 8
Zutaten:
1 Jicama, geschält
1 Mango, geschält
1 Teelöffel Ingwerwurzel, gehackt
1/3 Tasse Schnittlauch, gehackt
1/2 Tasse Koriander, gehackt
Was Sie aus dem Vorratsregal benötigen:
¼ Tasse Rapsöl
1/2 Tasse Weißweinessig
2 Esslöffel Limettensaft
¼ Tasse Honig
1/8 Teelöffel Pfeffer
¼ Teelöffel Salz
Anweisungen:
Verquirlen Sie den Essig, den Honig, das Rapsöl, die Ingwerwurzel, das Papier und das Salz.

Schneiden Sie die Mango und die Jicama in Streifen.
Halten Sie es in einer Schüssel.
Jetzt mit dem Limettensaft würfeln.
Fügen Sie die Vinaigrette und Kräuter hinzu. Gut vermischen, indem Sie werfen.

Nährwertangaben:
Kalorien 143, Kohlenhydrate 20 g, Cholesterin 0 mg, Ballaststoffe 3 g, Zucker 1,6 g, Fett 7 g, Protein 1 g, Natrium 78 mg

Asiatischer Salat mit knusprigem Huhn

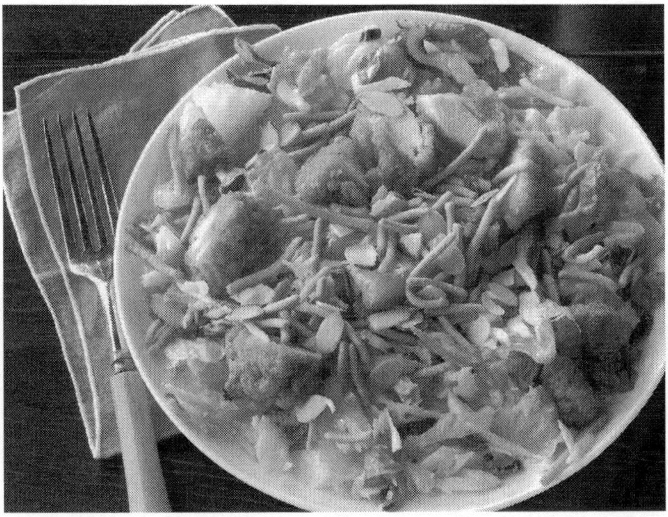

Zubereitungszeit: 10 Minuten,
Kochzeit: 10 Minuten;
Portionen: 2
Zutaten:
2 Hähnchenbrustfilets, Hautlos
1/2 Tasse Panko-Brotbrösel
4 Tassen Frühlingssalat
4 Teelöffel Sesamsamen
1/2 Tasse Pilze, in Scheiben geschnitten
Was Sie aus dem Vorratsregal benötigen:
1 Teelöffel Sesamöl
2 Teelöffel Rapsöl
2 Teelöffel Hoisin-Sauce
¼ Tasse Sesam-Ingwer-Salatdressing
Anleitung:
Die Hähnchenbrust auf halbe Zoll Dicke flach drücken.
Mischen Sie das Sesamöl und die Hoisin-Sauce. Bürsten Sie über das Hähnchen.
Mischen Sie die Sesamsamen und Panko in einer Schüssel.

Tauchen Sie die Hähnchenmischung jetzt darin ein.
Kochen Sie jede Seite des Hähnchens für 5 Minuten.
Inzwischen teilen Sie den Salat zwischen zwei Tellern.
Oben mit Pilzen.
Schneiden Sie das Hähnchen und halten Sie es oben. Träufeln Sie das Dressing.

Nährwertangaben:
Kalorien 386, Kohlenhydrate 29g, Cholesterin 63mg, Ballaststoffe 6g, Zucker 1g, Fett 17g, Protein 30g, Natrium 620mg

Suppe & Eintopf

Süß-saure Suppe

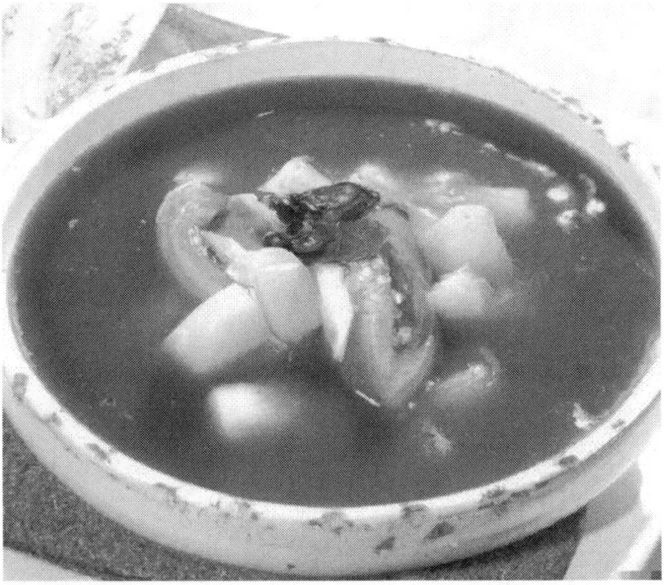

Vorbereitungszeit: 15 Minuten
Kochzeit: 35 Minuten
Portionen: 2
Zutaten:
450 g gewürfelte Hähnchenbrust
450 g gehacktes Gemüse
1 Tasse niedrig-Kohlenhydrat-süß-sauer-Sauce
0,5 Tasse diabetische Marmelade
Rezept:
Alle Zutaten in den Instant Pot geben und vermischen.
Auf Stew 35 Minuten kochen.
Den Druck natürlich ablassen.
Über gekochtem Reis servieren.
Nährwertangaben:
Portion Größe: 1/2 Rezept

Kalorien: 462, Gesamtfett: 8 g, Gesättigte Fettsäuren: 2 g, Cholesterin: 97 mg, Natrium: 645 mg, Gesamtkohlenhydrate: 48 g, Ballaststoffe: 4 g, Zucker: 22 g, Protein: 41 g

Frikadelleneintopf

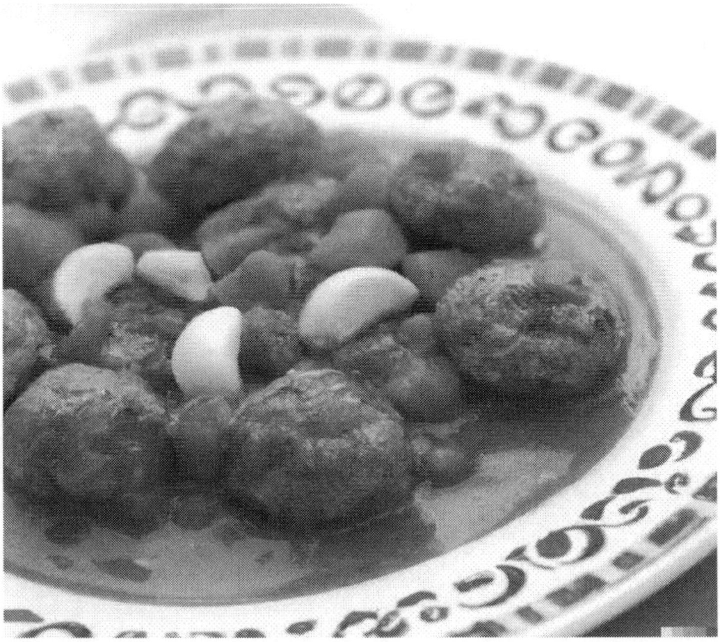

Vorbereitungszeit: 15 Minuten
Kochzeit: 25 Minuten
Portionen: 2
Zutaten:
1 lb Wurstfleisch
2 Tassen gehackte Tomate
1 Tasse gehackte Gemüse
2 EL italienische Gewürze
1 EL Pflanzenöl
Rezept:
Rollen Sie das Wurstfleisch zu Fleischbällchen.
Stellen Sie den Instant Pot auf Sauté und braten Sie die Fleischbällchen in dem Öl, bis sie braun sind.
Geben Sie alle Zutaten in Ihren Instant Pot.
Kochen Sie auf Stew für 25 Minuten.
Lassen Sie den Druck natürlich ab.

Nährwertangaben: Kalorien: 300, Kohlenhydrate: 4g, Zucker: 1g, Fett: 12g, Protein: 40g, GL: 2

Kebab-Eintopf

Vorbereitungszeit: 15 Minuten
Kochzeit: 35 Minuten
Portionen: 2
Zutaten:
1 lb gewürfelte, gewürzte Kebab-Fleisch
1 lb gekochte Kichererbsen
1 Tasse niedrig-Natrium-Gemüsebrühe
1 EL schwarzer Pfeffer
Rezept:
Alle Zutaten in Ihrem Instant Pot mischen.
Kochen Sie auf Stew für 35 Minuten.
Den Druck natürlich ablassen.

Nährwertangaben: Kalorien: 290, Kohlenhydrate: 22g, Zucker: 4g, Fett: 10g, Protein: 34g, GL: 6

Französische Zwiebelsuppe

Vorbereitungszeit: 35 Minuten
Kochzeit: 35 Minuten
Portionen: 2
Zutaten:
6 Zwiebeln, fein gehackt
2 Tassen Gemüsebrühe
2 EL Öl
2 EL Gruyère
Rezept:
Geben Sie das Öl in Ihren Instant Pot und braten Sie die Zwiebeln auf Sauté, bis sie weich und braun sind.
Alle Zutaten in Ihren Instant Pot geben.
Kochen Sie auf Stew für 35 Minuten.
Lassen Sie den Druck natürlich ab.

Nährwertangaben: Kalorien: 110, Kohlenhydrate: 8g, Zucker: 3g, Fett: 10g, Protein: 3g, GL: 4

Fleischlose Bällchensuppe

Vorbereitungszeit: 15 Minuten
Kochzeit: 15 Minuten
Portionen: 2
Zutaten:
1 Pfund gehacktes Tofu
0,5 Pfund gehacktes Gemüse
2 Tassen niedrig natrium Gemüsebrühe
1 EL Mandelmehl
Salz und Pfeffer
Rezept:
Mischen Sie das Tofu, Mehl, Salz und Pfeffer.
Formen Sie die Fleischbällchen.
Geben Sie alle Zutaten in Ihren Instant Pot.
Kochen Sie auf Stew für 15 Minuten.
Lassen Sie den Druck natürlich ab.

Nährwertangaben: Kalorien: 240, Kohlenhydrate: 9g, Zucker: 3g, Fett: 10g, Protein: 35g, GL: 5

Fake-On-Eintopf

Zubereitungszeit: 15 Minuten
Kochzeit: 25 Minuten
Portionen: 2
Zutaten:
0,5 Pfund Sojaspeck
1 Pfund gehacktes Gemüse
1 Tasse natriumarme Gemüsebrühe
1 Esslöffel Nährhefe
Das Rezept:
Mischen Sie alle Zutaten in Ihrem Instant Pot.
Kochen Sie das Ganze 25 Minuten lang auf Dampf.
Den Druck natürlich ablassen.

Nährwertangaben: Kalorien: 200, Kohlenhydrate: 12 g, Zucker: 3 g, Fett: 7 g, Eiweiß: 41 g, GL: 5

Kichererbsen-Suppe

Zubereitungszeit: 15 Minuten
Kochzeit: 35 Minuten
Portionen: 2
Zutaten:
1 Pfund gekochte Kichererbsen
1 Pfund gehacktes Gemüse
1 Tasse natriumarme Gemüsebrühe
2 Esslöffel gemischte Kräuter
Das Rezept:
Mischen Sie alle Zutaten in Ihrem Instant Pot.
Kochen Sie das Ganze 35 Minuten lang auf "Eintopf".
Lassen Sie den Druck natürlich ab.

Nährwertangaben: Kalorien: 310, Kohlenhydrate: 20g, Zucker: 3g, Fett: 5g, Eiweiß: 27g, GL: 5

Hühner-Zoodle-Suppe

Zubereitungszeit: 15 Minuten
Kochzeit: 35 Minuten
Portionen: 2
Zutaten:
1 Pfund gehacktes gekochtes Huhn
1 Pfund spiralisierte Zucchini
1 Tasse natriumarme Hühnersuppe
1 Tasse gewürfeltes Gemüse
Das Rezept:
Mischen Sie alle Zutaten außer den Zucchini in Ihrem Instant Pot.
Kochen Sie das Ganze 35 Minuten lang auf "Dampf".
Lassen Sie den Druck natürlich ab.
Rühren Sie die Zucchini ein und lassen Sie sie gut erhitzen.

Nährwertangaben: Kalorien: 250, Kohlenhydrate: 5g, Zucker: 0g, Fett: 10g, Eiweiß: 40g, GL: 1

Zitronen-Estragon-Suppe

Vorbereitungszeit: 10 Minuten
Kochzeit: 10 Minuten
Portionen: 1-2
Cashews und Kokosmilch ersetzen Sahne in dieser gesunden Version einer Zitronen-Tarragon-Suppe, die durch saure frisch gepresste Zitronensaft und aromatischen Tarragon ausgeglichen wird. Es ist eine leichte, luftige Suppe, die Sie nicht verpassen wollen.
Zutaten:
1 Esslöffel Avocadoöl
½ Tasse gewürfelte Zwiebel
3 Knoblauchzehen, zerdrückt
¼ plus 1/8 Teelöffel Meersalz
¼ plus 1/8 Teelöffel frisch gemahlener schwarzer Pfeffer
1 (13,5-Unzen) Dose Vollfett-Kokosmilch
1 Esslöffel frisch gepresster Zitronensaft
½ Tasse rohe Cashews
1 Stange Sellerie
2 Esslöffel gehackter frischer Tarragon
Anleitung:
In einer mittelgroßen Pfanne bei mittlerer Hitze das Avocadoöl erhitzen. Zwiebel, Knoblauch, Salz und Pfeffer hinzufügen und 3 bis 5 Minuten anbraten, bis die Zwiebel weich ist.
In einem Hochleistungsmixer die Kokosmilch, den Zitronensaft, die Cashews, den Sellerie und den Tarragon mit der Zwiebelmischung mixen, bis sie glatt ist. Würzen Sie nach Bedarf nach.
Füllen Sie 1 große oder 2 kleine Schüsseln und genießen Sie sofort oder geben Sie sie in eine mittelgroße Saucepan und erwärmen Sie sie bei schwacher Hitze 3 bis 5 Minuten, bevor Sie servieren.

Nährwertangaben: Kalorien: 60, Kohlenhydrate: 13 g, Protein: 0,8 g

Geflügel & Fleisch

Huhn Kalamata

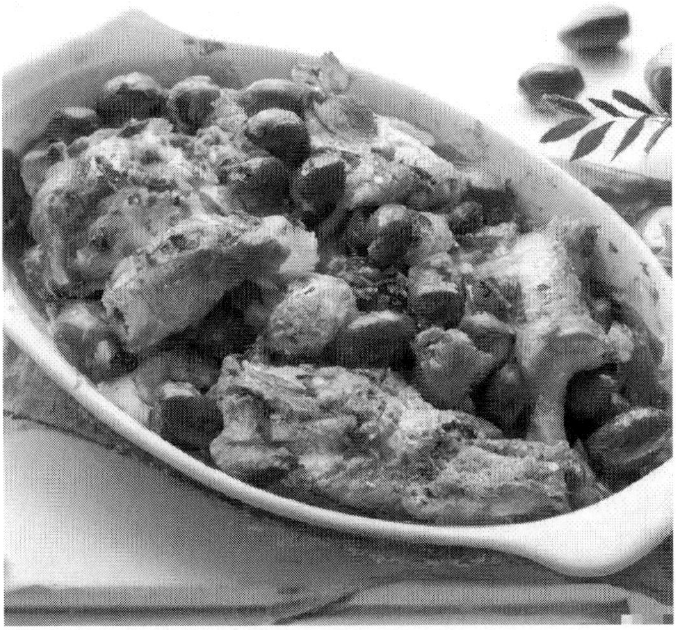

Zubereitungszeit: 15 Minuten
Kochzeit: 25 Minuten
Portionen: 4
Zutaten:
2 Esslöffel Olivenöl
1 Tasse gehackte Zwiebeln
1 Teelöffel gehackter Knoblauch
11/2 Tassen gehackte grüne Paprika
1 Pfund ohne Haut und Knochen in 4 Stücke geschnittenes Hähnchen
2 Tassen gewürfelte Tomaten
1 Teelöffel Oregano
1/2 Tasse entkernte, gehackte Kalamata-Oliven
Anleitung:

Erhitzen Sie das Olivenöl in einer großen Pfanne bei mittlerer Hitze.
Fügen Sie die Zwiebeln, den Knoblauch und die Paprika hinzu und braten Sie etwa 5 Minuten, bis die Zwiebeln glasig sind.
Fügen Sie die Hähnchenstücke hinzu. Kochen Sie, bis sie leicht braun sind.
Fügen Sie die Tomaten und Oregano hinzu. Reduzieren Sie die Hitze und lassen Sie alles 20 Minuten köcheln.
Fügen Sie die Oliven hinzu und lassen Sie alles noch 10 Minuten köcheln, bevor Sie servieren.

Nährwertangaben:
Kalorien: 124 Kal, Kohlenhydrate: 17,4 g, Fett: 4,4 g, Protein: 4,7 g, Ballaststoffe: 4 g

Hähnchenbrüste in Balsamico-Essig-Soße

Vorbereitungszeit: 15 Minuten
Kochzeit: 25 Minuten
Portionen: 4
Zutaten:
1 Pfund Hähnchen ohne Knochen
4 Prisen Salz
1/4 Teelöffel Pfeffer
1 Esslöffel Butter
1 Esslöffel Olivenöl
1/4 Tasse rote Zwiebel, gehackt
2 Teelöffel fein gehackter Knoblauch
3 Esslöffel Balsamico-Essig
11/2 Tassen Hühnerbrühe mit niedrigem Natriumgehalt
1 Teelöffel Oregano
Anleitung:
Bestreuen Sie das Hähnchen mit Salz und Pfeffer.
Butter und Olivenöl in einer großen Pfanne bei mittlerer Hitze auflösen.
Fügen Sie das Hähnchen hinzu und braten Sie es ca. 5 Minuten pro Seite an.

Hitze reduzieren und 12 Minuten kochen. Auf eine Platte geben, abdecken und warm halten.
Fügen Sie die rote Zwiebel und den Knoblauch in die Pfanne hinzu. Bei mittlerer Hitze 3 Minuten anbraten und die angebräunten Stücke lösen. Balsamico-Essig hinzufügen und zum Kochen bringen. 3 Minuten kochen lassen, bis er zu einer Glasur reduziert ist, ständig rühren. Hühnerbrühe hinzufügen. Kochen lassen. Sauce vom Herd nehmen und den gehackten Oregano hinzufügen. Sauce über das Hähnchen geben und sofort servieren.

Nährwertangaben: Kalorien: 357, Fett: 8 g, Kohlenhydrate: 44 g, Protein: 28 g

Leichtes Kräuterhähnchen

Zubereitungszeit: 10 Minuten
Kochzeit: 5 Stunden
Portionen: 6
Zutaten:
1 Esslöffel Olivenöl
1/2 Teelöffel Thymian
1 Teelöffel Basilikum
1/4 Teelöffel Oregano
1 Teelöffel Paprika
1/2 Teelöffel Salz
1/4 Teelöffel Pfeffer
1/4 Teelöffel Knoblauchpulver
1/4 Tasse Hühnerbrühe
16 Unzen Hähnchen, ohne Knochen und ohne Haut
Zubereitung:
Das Öl mit den Kräutern und Gewürzen mischen.
Das ganze Huhn damit einreiben.
Legen Sie das Huhn in den Slow Cooker.
Gießen Sie die Hühnerbrühe um das Huhn herum (NICHT ÜBER das Huhn).
Den Deckel aufsetzen und 5 Stunden auf NIEDRIG kochen.
Servieren und genießen!

Nährwertangaben:
Kalorien 210, Gesamtfett g, Kohlenhydrate 14g, Eiweiß 22g, Ballaststoffe: 1g

Tomaten-Paprika-Steak

Zubereitungszeit: 10 Minuten
Kochzeit: 6 Stunden
Portionen: 6
Zutaten:
1 1/2 Rinderrundsteak, in Stücke geschnitten
1/4 Tasse natriumreduzierte Sojasoße
1 Zwiebel, gehackt
1 große grüne Paprika, gehackt
4 Tomaten, gehackt
Salz und Pfeffer, zum Abschmecken
Zubereitung:
Das Fleisch in eine antihaftbeschichtete Pfanne geben und bei mittlerer Hitze ein paar Minuten lang anbraten. Überspringen Sie diesen Schritt, wenn Sie Ihr Rindfleisch nicht durchgebraten mögen.
Legen Sie das Steak in Ihren Slow Cooker.
Vermischen Sie die restlichen Zutaten in einer Schüssel.
Gießen Sie die Mischung über das Steak.
Setzen Sie den Deckel auf und kochen Sie es 6 Stunden lang auf niedriger Stufe.
Servieren und genießen!

Nährwertangaben: Kalorien 230, Gesamtfett 8 g, Kohlenhydrate 111 g, Eiweiß 28 g, Ballaststoffe: 2 g

Mexikanischer Hackbraten

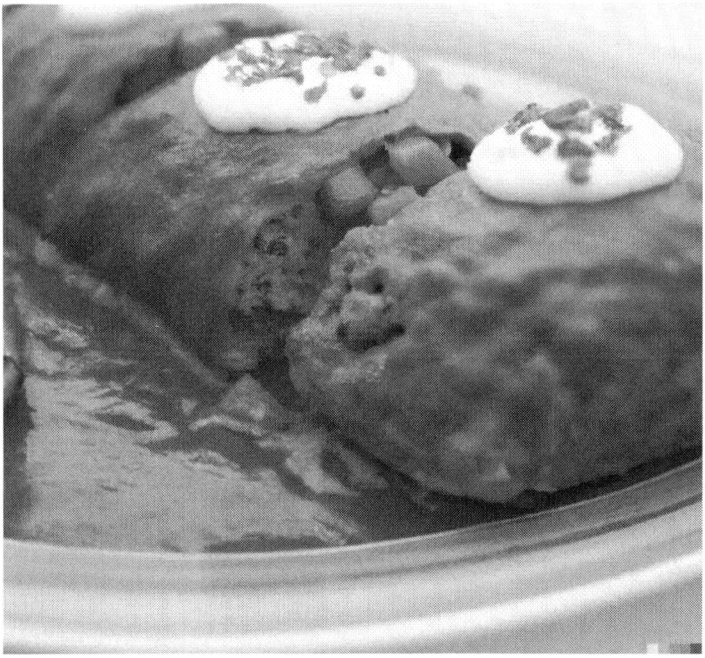

Vorbereitungszeit: 15 Minuten
Kochzeit: 5 Stunden
Portionen: 8
Zutaten:
12 Salzstangen, zerdrückt
2 Pfund mageres Hackfleisch
2 EL Worcestersauce
6 EL zuckerfreie Ketchup
1 Zwiebel, gehackt
2 TL gehackter Knoblauch
1 TL Paprika
Salz und Pfeffer nach Geschmack
Anleitung:
Schneiden Sie einige Alufolienstreifen und legen Sie sie kreuzweise, so dass Sie den Fleischkloß heben können, wenn er fertig ist.
Geben Sie alle Zutaten in eine große Schüssel.
Gut vermischen, dann mit den Händen zu einem Fleischkloß formen.
Platzieren Sie ihn im Slow Cooker.

Setzen Sie den Deckel auf und kochen Sie 5 Stunden bei NIEDRIGER Hitze. Der Fleischkloß sollte nicht mehr rosa sein - Sie können mit einem Fleischthermometer nachprüfen; er ist fertig, wenn er 160 Grad erreicht. Heben Sie den Fleischkloß mit den Alufolienstreifen an.
Lassen Sie ihn 15 Minuten ruhen, bevor Sie ihn in Scheiben schneiden. Servieren und genießen!

Nährwertangaben:
Kalorien 225, Gesamtfette 10 g, Kohlenhydrate 10 g, Protein 23 g, Ballaststoffe: 1 g

Provenzalisches Futter

Vorbereitungszeit: 10 Minuten
Kochzeit: 7 Stunden
Portionen: 8
Zutaten:
2 Pfund Rinderbrust
2 Tassen geschnittene Karotten
1 große Zwiebel, gehackt
1/2 Tasse Rinderbrühe
1 Tasse trockener Rotwein
3 TL gehackter Knoblauch
1 EL Tomatenmark
14 Unzen Dosen gehackte Tomaten
1 TL Thymian
1/2 TL Paprika
Salz und Pfeffer nach Geschmack
Anleitung:
Schneiden Sie das Chuck in Stücke – bräunen Sie es in einer Pfanne, wenn Sie möchten, obwohl dies optional ist.
Legen Sie das Fleisch in Ihren Slow Cooker.
Fügen Sie die restlichen Zutaten hinzu.
Gut verrühren.
Deckel auflegen und auf NIEDRIG stellen.
Servieren Sie über Pasta, Reis oder Kartoffelpüree.
Genießen!

Nährwertangaben:
Kalorien 240, Gesamtfette 12g, Kohlenhydrate 8g, Protein 23g, Ballaststoffe: 2g

Zerkleinertes Chili-Rindfleisch

Vorbereitungszeit: 10 Minuten
Kochzeit: 5 Stunden
Portionen: 6
Zutaten:
3 Pfund Chuck Roast, ohne Knochen
2 süße Zwiebeln, in Scheiben geschnitten
1 EL Paprika
2 EL Swerve
1 grüner Chili, gehackt
28 Dosen gehackte Tomaten, ungegossen
1 TL Chilipulver
1 TL Knoblauchpulver
1/2 TL Pfeffer
1 TL Salz
Anleitung:
Mischen Sie Paprika, Swerve, Salz, Pfeffer und Chilipulver in einer kleinen Schüssel.
Reiben Sie die Mischung in das Fleisch.
Legen Sie den Chuck in den Slow Cooker.
Geben Sie die geschnittenen Zwiebeln und den gehackten Chili darauf.
Gießen Sie die gehackten Tomaten darüber.
Setzen Sie den Deckel auf und kochen Sie 8 Stunden auf NIEDRIG.
Öffnen Sie den Deckel und zerreiben Sie im Kochtopf.
Servieren und genießen!

Nährwertangaben:
Kalorien 278, Gesamtfette 15 g, Kohlenhydrate 14 g, Protein 22 g
Faser: 2,5 g

Asiatisches Rindfleisch und Brokkoli

Vorbereitungszeit: 10 Minuten
Kochzeit: 5 Stunden und 30 Minuten
Portionen: 6
Zutaten:
2 Pfund mageres Rindfleisch
3 Knoblauchzehen, fein gehackt
1 Tasse Rinderbrühe
3 EL Swerve
1/4 Tasse Wasser
12 Unzen Tiefkühl-Brokkoliröschen
1/2 Tasse niedrig-natrium Sojasauce
4 EL Maisstärke
1 EL Sesamöl
Salz und Pfeffer nach Geschmack
Anleitung:
Geben Sie das Öl, den Knoblauch, die Brühe und die Sojasauce in den Slow Cooker. Gut verrühren.
Schneiden Sie das Rindfleisch in Stücke und geben Sie es in den Slow Cooker.
Setzen Sie den Deckel auf und kochen Sie 5 Stunden auf NIEDRIG.
In einer kleinen Schüssel Wasser und Maisstärke verquirlen.
Öffnen Sie den Deckel und gießen Sie über das Rindfleisch.
Fügen Sie den Brokkoli hinzu, vermischen Sie alles und setzen Sie den Deckel wieder auf.
Kochen Sie 30 Minuten auf HOCH.
Servieren und genießen!

Nährwertangaben:
Kalorien 260, Gesamtfette 9g, Kohlenhydrate 16g, Protein 27g, Ballaststoffe: 3g

Rindfleisch Bourguignon

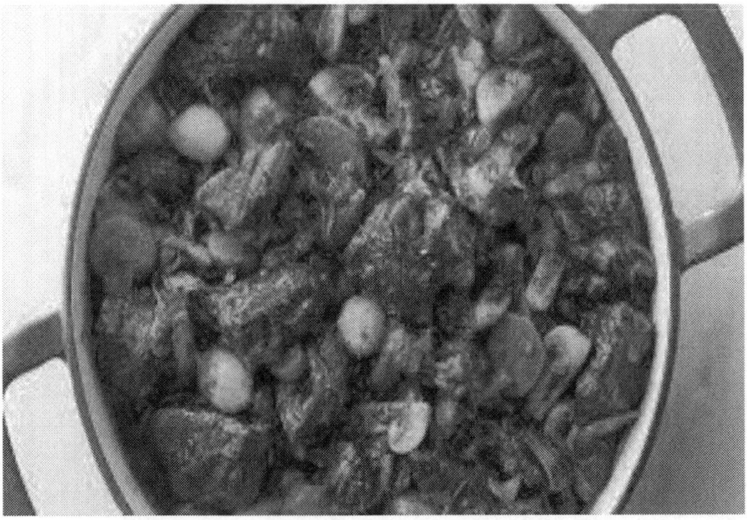

Vorbereitungszeit: 10 Minuten
Kochzeit: 8 Stunden
Portionen: 12
Zutaten:
3 Pfund Rindfleisch
8 Bacon-Streifen
1 3/4 Tasse trockener Rotwein
2 Tassen geschnittene Zwiebeln
1 TL Thymian
1 Lorbeerblatt
1 TL Salz
1/2 TL Pfeffer
2 Knoblauchzehen, fein gehackt
1 Pfund Pilze, in Scheiben geschnitten
Anleitung:
Setzen Sie den Bacon in einer Pfanne bei mittlerer Hitze und braten Sie, bis er knusprig ist. Auf einen Teller geben.
Das Rindfleisch in die Pfanne geben und nur ein wenig anbräunen.
Die Zwiebeln hinzufügen und eine Minute lang braten.
Alles in Ihren Slow Cooker geben.
Die restlichen Zutaten hinzufügen und gut verrühren.
Den Deckel auflegen. 8 Stunden bei NIEDRIGER Hitze kochen.

Mit knusprigem Bacon servieren.
Genießen!

Nährwertangaben: Kalorien 290, Gesamtfette 16g, Kohlenhydrate 8g, Protein 25g, Ballaststoffe: 1g

Chili-Flankensteak

Vorbereitungszeit: 10 Minuten
Kochzeit: 5 Stunden
Portionen: 6
Zutaten:
1 Zwiebel, in Scheiben geschnitten
1 1/2 Pfund Flank Steak, halbiert
4 Unzen Dose grüne Chilis
1/3 Tasse Rinderbrühe
2 EL Essig
1 TL Chilipulver
1 TL Knoblauchpulver
1/2 TL Paprika
Salz und Pfeffer nach Geschmack
Anleitung:
Vermischen Sie die Rinderbrühe, die Chilis und die Gewürze.
Legen Sie das Steak in Ihren Slow Cooker.
Legen Sie die Zwiebelscheiben oben drauf.
Gießen Sie die Chili-Mischung darüber.
Setzen Sie den Deckel auf und kochen Sie 5 Stunden bei NIEDRIGER Hitze.
Lassen Sie es 10 Minuten sitzen, damit die Säfte sich setzen, bevor Sie es schneiden.
Servieren und genießen!

Nährwertangaben: Kalorien 219, Gesamtfette 11g, Kohlenhydrate 4g, Protein 20g, Ballaststoffe: 1g

Rindfleisch und Erbsen

Vorbereitungszeit: 10 Minuten
Kochzeit: 5 Stunden
Portionen: 6
Zutaten:
4 Tassen Tiefkühl-Erbsen
1 Pfund Rindfleisch, in Würfel geschnitten
2 TL Paprika
1 Tasse Rinderbrühe
1/2 Dose gehackte Tomaten
1 Zwiebel, gewürfelt
1 TL Knoblauchpulver
Salz und Pfeffer nach Geschmack
Anleitung:
Alle Zutaten außer die Erbsen in den Slow Cooker geben.
Gut vermischen.
Den Deckel aufsetzen und auf NIEDRIG stellen.
Die Erbsen hinzufügen, gut vermengen und den Deckel wieder aufsetzen.
Noch eine Stunde auf NIEDRIG stellen.
Servieren und genießen!

Nährwertangaben: Kalorien 309, Gesamtfette 15,2 g, Kohlenhydrate 15,8 g, Protein 27 g, Ballaststoffe: 4,5 g

Klassisches Steak

Vorbereitungszeit: 10 Minuten
Kochzeit: 5 Stunden
Portionen: 4
Zutaten:
4 4-Unzen-Steaks
1/2 TL Thymian
1 EL Olivenöl
1/2 TL Paprika
1/2 TL Knoblauchpulver
1/2 Tasse Rinderbrühe
Salz und Pfeffer nach Geschmack
Anleitung:
In einer kleinen Schüssel Olivenöl, Thymian, Paprika und Knoblauchpulver vermischen. Fügen Sie etwas Salz und Pfeffer nach Geschmack hinzu.
Brush diese Mischung über die Steaks.
Legen Sie das Steak in den Slow Cooker.
Gießen Sie die Rinderbrühe um die Steaks (NICHT ÜBER).
Deckel auflegen und 5 Stunden bei NIEDRIGER Hitze kochen.
Servieren und genießen!

Nährwertangaben: Kalorien 210, Gesamtfette 12 g, Kohlenhydrate 1 g, Protein 20 g, Ballaststoffe: 0 g

Satay-Rindfleisch

Vorbereitungszeit: 10 Minuten
Kochzeit: 5 Stunden
Portionen: 6
Zutaten:
1 Zwiebel, gehackt
1 Pfund Rump Steak, in Würfel geschnitten
1 rote Paprikaschote, gehackt
1 EL natriumarmes Sojasauce
1 TL Knoblauchpulver
1 TL Swerve
1/2 Tasse Kokosmilch
1/2 Tasse Rinderbrühe
1 TL gemahlener Ingwer
1 TL Chiliflocken
Salz und Pfeffer nach Geschmack
Anleitung:
Das Rindfleisch in einer antihaftbeschichteten Pfanne ein paar Minuten bei mittlerer Hitze anbraten.
Geben Sie es dann in Ihren Slow Cooker und fügen Sie die restlichen Zutaten hinzu.
Gut vermischen und den Deckel auflegen.
8 Stunden bei NIEDRIGER Hitze kochen.
Servieren und genießen!

Nährwertangaben:
Kalorien 240, Gesamtfette 28 g, Kohlenhydrate 9 g, Protein 35 g, Ballaststoffe: 2 g

Gebratene Hühnerbrüste

Vorbereitungszeit: 15 Minuten
Kochzeit: 30 Minuten
Portionen: 4
Zutaten:
Nicht-Stick-Kochspray

Hähnchenbrust (vier Unzen; ohne Haut, ohne Knochen)
Salz (optional) ein Esslöffel
Schwarzer Pfeffer halber Esslöffel
Olivenöl- Ein Esslöffel Zitronensaft Viertel Tasse
Knoblauch (gehackt) -Zwei Esslöffel Paprika ein halber Esslöffel
Anweisungen:
Den Ofen auf 350 Grad vorheizen. Ein Backblech mit Kochöl einsprühen.
Bringen Sie die Hähnchenbrust auf das Backblech.
In einer kleinen Schüssel Salz, Pfeffer, Olivenöl, Zitronensaft und Knoblauch mischen und verrühren
Sie können einen Pinsel oder Zitronensaftmischung über alle Stücke Hähnchenbrust gießen.
Decken Sie jede Hähnchenbrust gleichmäßig mit Paprika ab
Im Ofen bei 165 Grad F 35 Minuten backen.
Lassen Sie die Hähnchenbrüste zehn bis fünfzehn Minuten mit Alufolie bedeckt
Dann schneiden und servieren.

Nährwertangaben: Kalorien 240, Gesamtfette 12 g, Kohlenhydrate 8 g, Protein 23 g, Ballaststoffe: 2 g

Gemüse & Salat

Sesam-Bok Choy mit Mandeln

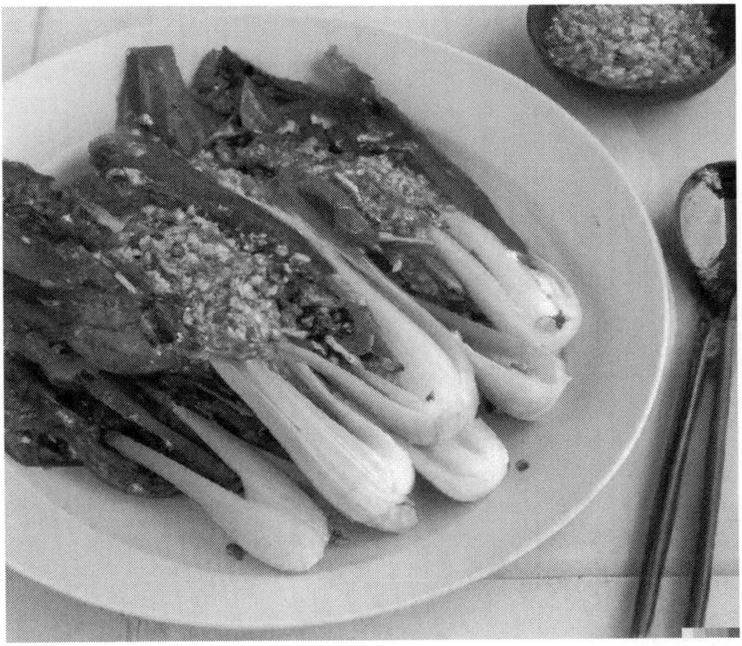

Zubereitungszeit: 15 Minuten
Kochzeit: 7 Minuten
Portionen: 4
Zutaten:
2 Teelöffel Sesamöl
2 Pfund (907 g) Bok Choy, geputzt und geviertelt
2 Teelöffel natriumarme Sojasauce
Prise rote Pfefferflocken
1/2 Tasse geröstete, gehobelte Mandeln
Zubereitung:
Erhitzen Sie das Sesamöl in einer großen Pfanne bei mittlerer Hitze, bis es heiß ist.

Den Bok Choy in dem heißen Öl unter gelegentlichem Rühren etwa 5 Minuten lang sautieren, bis er zart, aber noch knackig ist.
Sojasauce und rote Paprikaflocken hinzufügen und umrühren. Weitere 2 Minuten sautieren.
Auf einem Teller anrichten und mit gehobelten Mandeln bestreut servieren.

Nährwertangaben:
Kalorien: 118, Fett: 7,8 g, Eiweiß: 6,2 g, Kohlenhydrate: 7,9 g
Ballaststoffe: 4,1 g, Zucker: 3,0 g, Natrium: 293 mg

Lime-Spargel mit Cashewnüssen

Zubereitungszeit: 10 Minuten
Kochzeit: 15 bis 20 Minuten
Portionen: 4
Zutaten:
907 g Spargel, holzige Enden entfernt
1 EL natives Olivenöl
Meersalz und frisch gemahlener schwarzer Pfeffer
½ Tasse gehackte Cashewnüsse
Abrieb und Saft von 1 Limette
Anleitung:
Den Ofen auf 205 ° C (400 ° F) vorheizen. Ein Backblech mit Alufolie auslegen.
Den Spargel in einer mittelgroßen Schüssel mit dem Olivenöl vermischen. Den Salz und Pfeffer darüberstreuen.
Den Spargel auf das Backblech setzen und 15 bis 20 Minuten backen, bis er leicht gebräunt und gar ist.
Den Spargel aus dem Ofen in eine Servierschüssel geben. Cashewnüsse, Limettenabrieb und -saft hinzufügen und gut vermengen. Sofort servieren.

Nährwertangaben: Kalorien: 173, Fett: 11,8 g, Protein: 8,0 g, Kohlenhydrate: 43,7 g, Ballaststoffe: 4,9 g, Zucker: 5,0 g, Natrium: 65 mg

Gemüse-Pasta im Garten

Zubereitungszeit: 10 Minuten
Kochzeit: 30 Minuten
Portionen: 6
Zutaten:
2 Pfund frische Kirschtomaten, halbiert
2 Zucchini, gehackt
2 Maiskolben, Kerne vom Kolben abgeschnitten
1 gelbe Zucchini, gehackt
1/2 Tasse Mozzarella-Käse, gerieben
1/2 Tasse frischer Basilikum, in dünne Scheiben geschnitten
Homemade Pasta, kochen und abtropfen lassen
5 EL Olivenöl, geteilt
2 Knoblauchzehen, zerdrückt
Rote Pfefferkörner, nach Geschmack
Salz, nach Geschmack
Anleitung:
3 EL Öl in einer großen Pfanne bei mittlerer Hitze erhitzen. Knoblauch und Tomaten hinzufügen. Abdecken; Hitze auf niedrig stellen und 15 Minuten köcheln lassen, häufig umrühren.
In einer separaten Pfanne das restliche Öl bei mittlerer bis hoher Hitze erhitzen. Zucchini, Kürbis und Mais hinzufügen. Hitze auf mittlere stellen und Gemüse, bis es weich ist. Mit Salz bestreuen.
Backofen auf 400 Grad vorheizen.
In einer großen Schüssel Tomatenmischung, Gemüse und Pasta mischen.
In eine Auflaufform (9x13 Zoll) geben und mit Käse bestreuen. Backen.
Servieren.

Nährwertangaben:
Kalorien 347, Gesamtkohlenhydrate 31g, Netto-Kohlenhydrate 24g
Protein 21g, Fett 18g, Zucker 13g, Ballaststoffe 7g

Grüne Linsen mit Sommergemüse

Zubereitungszeit: 15 Minuten
Kochzeit: 0 Minuten
Portionen: 4
Zutaten:
3 EL Olivenöl
2 EL Balsamicoessig
2 TL gehackter frischer Basilikum
1 TL gehackte Knoblauchzehe
Meersalz und frisch gemahlener schwarzer Pfeffer, nach Geschmack
2 (425 g) Dosen natriumfreie grüne Linsen, abgespült und abgetropft
1/2 englische Gurke, gewürfelt
2 Tomaten, gewürfelt
1/2 Tasse halbierte Kalamata-Oliven
1/4 Tasse gehackte frische Schnittlauch
2 EL Pinienkerne
Anleitung:
Vermischen Sie das Olivenöl, den Essig, den Basilikum und den Knoblauch in einer mittelgroßen Schüssel. Mit Salz und Pfeffer abschmecken.
Rühren Sie die Linsen, die Gurke, die Tomaten, die Oliven und den Schnittlauch unter.
Garnieren Sie mit den Pinienkernen und servieren Sie.

Nährwertangaben:
Kalorien: 400, Fett: 15,1 g, Protein: 19,8 g, Kohlenhydrate: 48,8 g, Ballaststoffe: 18,8 g
Zucker: 7,1 g, Natrium: 439 mg

Gefüllte Portobello's mit Pizza

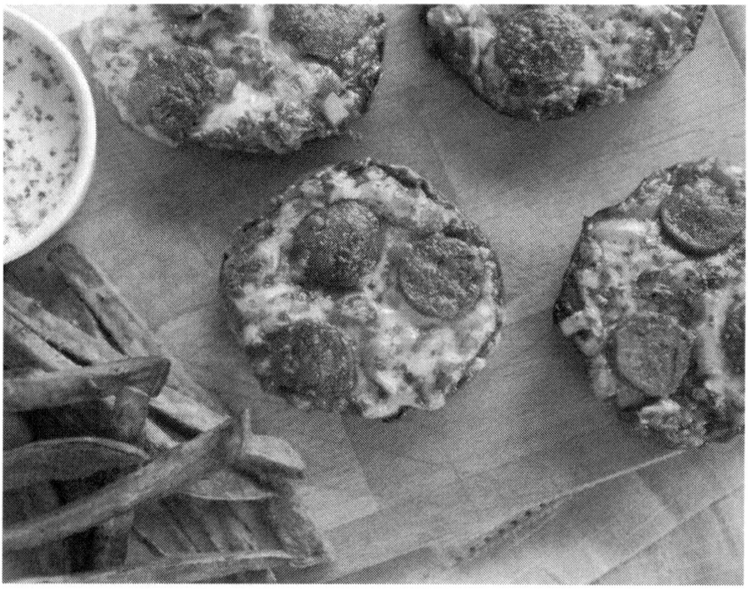

Vorbereitungszeit: 5 Minuten
Kochzeit: 10 Minuten
Portionen: 4
Zutaten:
8 Portobello-Pilze, Stiele entfernt
1 Tasse Mozzarella-Käse, gerieben
1 Tasse Kirschtomaten, in Scheiben geschnitten
1/2 Tasse gehackte Tomaten
1/2 Tasse frischer Basilikum, gehackt
2 EL Balsamico-Essig
1 EL Olivenöl
1 EL Oregano
1 EL rote Pfefferkörner
1/2 EL Knoblauchpulver
1/4 TL Pfeffer
Prise Salz
Anleitung:
Den Ofen auf Grillen vorheizen. Ein Backblech mit Alufolie auslegen. Die Pilze, Stielseite nach unten, auf die Folie legen und mit Öl beträufeln. Mit Knoblauchpulver, Salz und Pfeffer bestreuen. 5 Minuten grillen.

Die Pilze umdrehen und mit gehackten Tomaten, Oregano, Petersilie, Pfefferkörnern, Käse und in Scheiben geschnittenen Tomaten belegen. Nochmals 5 Minuten grillen.
Mit Basilikum bestreuen und mit Balsamico beträufeln. Servieren.

Nährwertangaben: Kalorien 113, Gesamtkohlenhydrate 11 g, Netto-Kohlenhydrate 7 g, Protein 9 g, Fett 5 g, Zucker 3 g, Ballaststoffe 4 g

Gebratener Blumenkohl mit Tomaten.

Zubereitungszeit: 15 Minuten
Kochzeit: 45 Minuten
Portionen: 4
Zutaten:
1 großer Blumenkohl, in Röschen geteilt
3 Frühlingszwiebeln, in Scheiben geschnitten
1 Zwiebel, fein gehackt
15 oz. Dose kleine Tomaten, gehackt
4 Knoblauchzehen, fein gehackt
4 EL Olivenöl, geteilt
1 EL Rotweinessig
1 EL Balsamico-Essig
3 TL Splendid
1 TL Salz
1 TL Pfeffer
1/2 TL Chilipulver
Anleitung:
Ofen auf 400 Grad vorheizen.
Den Blumenkohl auf ein großes Backblech geben und mit 2 EL Öl beträufeln. Mit Salz und Pfeffer nach Geschmack würzen. Mit den Händen das Öl und die Gewürze in die Röschen reiben und dann in einer einzigen Schicht auslegen. Bis zur Garheit im Ofen rösten.
Ein EL Öl in einer großen Pfanne bei mittlerer Hitze erhitzen. Zwiebel hinzufügen und weich dünsten.
Tomaten, mit Saft, Splendid, beiden Essig und einem Teelöffel Salz hinzufügen. Aufkochen, Hitze reduzieren und 20-25 Minuten köcheln lassen. Für eine glatte Sauce einen Stabmixer verwenden, um sie zu verarbeiten, oder sie chunky lassen.
In einer separaten Pfanne das restliche Öl bei mittlerer Hitze erhitzen und den Knoblauch 1-2 Minuten anbraten. Tomatensauce hinzufügen und die Hitze erhöhen. Unter häufigem Rühren 5 Minuten kochen. Chilipulver hinzufügen und den Blumenkohl dazu geben und alles vermengen. Mit Frühlingszwiebeln garniert servieren.
Nährwertangaben: Kalorien 107, Gesamtkohlenhydrate 23 g, Netto-Kohlenhydrate 16 g, Protein 6 g, Fett 0 g, Zucker 12 g, Ballaststoffe 7 g

Tex Mix Gemüse Auflauf

Zubereitungszeit: 10 Minuten
Kochzeit: 35 Minuten
Portionen: 8
Zutaten:
2 Tassen Blumenkohl, geraspelt
1 Tasse fettarmer saurer Rahm
1 Tasse reduzierter Fett-Cheddar-Käse, geraspelt
1 Tasse reduzierter Fett-Mexikanischer Käse-Mix, geraspelt
1/2 Tasse rote Zwiebel, gewürfelt
11 oz. Mexi-Mais, abtropfen lassen
10 oz. Tomaten und grüne Chilis
2 1/4 oz. schwarze Oliven, abtropfen lassen
1 Tasse schwarze Bohnen, abgespült
1 Tasse Salsa
1/4 TL Pfeffer
Antihaft-Spray
Anleitung:
Ofen auf 350 Grad vorheizen. Eine 2 1/2-Quart-Backform mit Antihaft-Spray einsprühen.
In einer großen Schüssel Bohnen, Mais, Tomaten, Salsa, sauren Rahm, Cheddar-Käse, Pfeffer und Blumenkohl vermengen. In die Backform geben. Zwiebel und Oliven darüberstreuen.
30 Minuten backen. Mit dem mexikanischen Käse-Mix bestreuen und weitere 5-10 Minuten backen, bis der Käse geschmolzen und der Auflauf durchgeheizt ist. 10 Minuten ruhen lassen, bevor serviert wird.

Nährwertangaben:
Kalorien 266, Gesamtkohlenhydrate 33g, Netto-Kohlenhydrate 27g, Protein 16g, Fett 8g
Zucker 8g, Ballaststoffe 6g

Vegetarische Fajitas

Zubereitungszeit: 10 Minuten
Kochzeit: 15 Minuten
Portionen: 4
Zutaten:
Guacamole:
2 kleine Avocados, entkernt und geschält
1 Teelöffel frisch gepresster Limettensaft
1/4 Teelöffel Salz
9 halbierte Kirschtomaten
Fajitas:
1 rote Paprikaschote, in 1/2-Zoll-Scheiben geschnitten
1 grüne Paprikaschote, in 1/2-Zoll-Scheiben geschnitten
1 kleine weiße Zwiebel, in 1/2-Zoll-Scheiben geschnitten
1 Tasse Dose mit niedrigem Natriumgehalt schwarze Bohnen, abgetropft und abgespült
1/4 Teelöffel Knoblauchpulver
1/4 Teelöffel Chilipulver
1/2 Teelöffel gemahlener Kumin
4 (6-Zoll) gelbe Maistortillas
Avocadoöl-Kochspray
Anleitung:
Machen Sie die Guacamole: In einer Schüssel die Avocados und den Limettensaft hinzufügen. Mit einer Gabel zerdrücken, bis eine einheitliche Konsistenz erreicht ist. Mit Salz würzen und die Kirschtomaten hinzufügen. Gut umrühren und beiseite stellen.
Machen Sie die Fajitas: Erhitzen Sie eine große Pfanne bei mittlerer Hitze, bis sie heiß ist. Den Boden mit Kochspray bedecken.
Fügen Sie die Paprikaschoten, die weiße Zwiebel, die schwarzen Bohnen, das Knoblauchpulver, das Chilipulver und den Kumin in die Pfanne. Umrühren und kochen.
Vom Herd nehmen und auf einen Teller geben. Die Maistortillas auf eine saubere Arbeitsfläche legen und die Fajita-Mischung gleichmäßig auf die Tortillas verteilen. Mit der Guacamole servieren.

Nährwertangaben:
Kalorien: 273, Fett: 15,2 g, Protein: 8,1 g, Kohlenhydrate: 30,1 g, Ballaststoffe: 11,2 g, Zucker: 5,2 g

Cremige Spinat

Zubereitungszeit: 10 Minuten
Kochzeit: 20 Minuten
Portionen: 2
Zutaten:
1/2 Tasse gehackte weiße Zwiebel
10 Unzen gefrorener Spinat, aufgetaut
1 Teelöffel Salz
1 Teelöffel gemahlener schwarzer Pfeffer
2 Teelöffel gehackter Knoblauch
1/2 Teelöffel gemahlener Muskat
4 Unzen Frischkäse, fettreduziert, gewürfelt
1/4 Tasse geriebener Parmesan, fettreduziert
Anleitung:
Schalten Sie den Airfryer ein, legen Sie den Frittierkorb ein, fetten Sie ihn mit Olivenöl ein und schließen Sie ihn mit dem Deckel, stellen Sie den Fryer auf 350 Grad F und lassen Sie ihn 5 Minuten vorheizen.
Gleichzeitig nehmen Sie eine 6-Zoll-Backform, fetten Sie sie mit Öl ein und stellen Sie sie beiseite.
Setzen Sie den Spinat in eine Schüssel, fügen Sie die restlichen Zutaten bis auf den Parmesan hinzu, rühren Sie alles gut durch und geben Sie die Mischung dann in die vorbereitete Backform.
Öffnen Sie den Fryer; Fügen Sie die Pfanne hinzu, schließen Sie sie mit dem Deckel und kochen Sie 10 Minuten, bis sie gar ist und der Käse geschmolzen ist, unter gelegentlichem Rühren.
Dann streuen Sie Parmesan auf den Spinat und lassen Sie den Airfryer weitere 5 Minuten bei 400 Grad F laufen, bis die Oberseite schön golden und der Käse geschmolzen ist.
Sofort servieren.

Nährwertangaben:
Kalorien: 273 Kal, Kohlenhydrate: 8 g, Fett: 23 g, Protein: 8 g
Faser: 2 g

Aubergine Parmesan

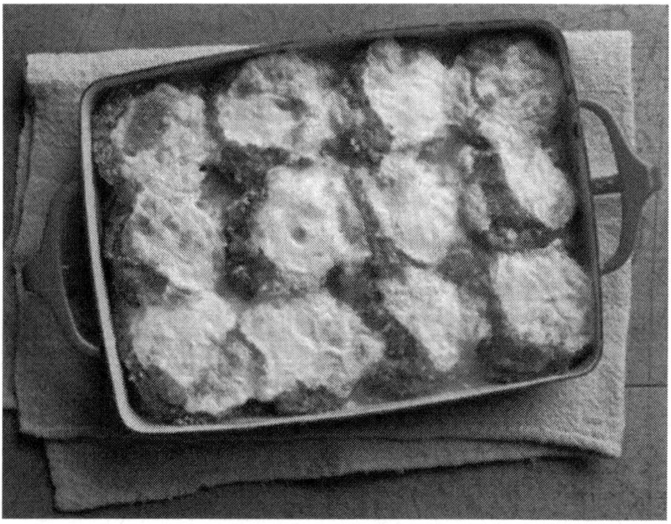

Vorbereitungszeit: 20 Minuten
Kochzeit: 15 Minuten
Portionen: 4
Zutaten:
1/2 Tasse und 3 EL Mandelmehl, geteilt
1,25 Pfund Aubergine, 1/2-Zoll geschnitten
1 EL gehackter Petersilie
1 TL italienische Gewürzmischung
2 TL Salz
1 Tasse Tomatensoße
1 Ei, pastörsch
1 EL Wasser
3 EL geriebener Parmesan, fettreduziert
1/4 Tasse geriebener Mozzarella, fettreduziert
Anleitung:
Schneiden Sie die Aubergine in 1/2-Zoll-Stücke, legen Sie sie in ein Sieb, bestreuen Sie sie auf beiden Seiten mit 1 1/2 TL Salz und lassen Sie sie 15 Minuten ruhen.
Geben Sie in eine Schüssel 1/2 Tasse Mehl, fügen Sie Ei und Wasser hinzu und rühren Sie, bis alles gut vermischt ist.

Geben Sie das restliche Mehl in eine flache Schüssel, fügen Sie den restlichen Salz, die italienische Gewürzmischung und den Parmesan hinzu und rühren Sie, bis alles gut vermischt ist.
Schalten Sie den Airfryer ein, legen Sie den Fritierkorb ein, fetten Sie ihn mit Olivenöl ein und schließen Sie ihn mit seinem Deckel, stellen Sie den Fritteuse auf 360 Grad F und lassen Sie ihn 5 Minuten vorheizen.
In der Zwischenzeit die Aubergine abtropfen lassen, trocken tupfen und dann jede Scheibe in die Ei-Mischung tauchen und mit Mehlmischung bestreuen.
Öffnen Sie den Fritteuse; geben Sie die mit Mehlmischung bestreuten Auberginenscheiben in einer einzigen Schicht ein, schließen Sie den Deckel und lassen Sie ihn 8 Minuten lang goldbraun und gar werden, wenden Sie die Auberginenscheiben in der Mitte der Fritteuse.
Dann bestreuen Sie jede Auberginenscheibe mit einem EL Tomatensoße und etwas Mozzarella und lassen Sie sie weitere 1 bis 2 Minuten im Airfryer backen, bis der Käse geschmolzen ist.
Wenn der Airfryer piept, öffnen Sie den Deckel, geben Sie die Auberginen auf einen Servierteller und halten Sie sie warm.
Kochen Sie die restlichen Auberginenscheiben auf die gleiche Weise und servieren Sie.

Nährwertangaben: Kalorien: 193 Kal, Kohlenhydrate: 27 g, Fett: 5,5 g, Protein: 10 g, Ballaststoffe: 6 g

Warmes Gersten- und Kürbissalat mit Balsamico-Vinaigrette

Zubereitungszeit: 20 Minuten
Kochzeit: 40 Minuten
Portionen: 8
Zutaten:
1 kleiner Butternut-Kürbis
3 Teelöffel plus 2 Esslöffel natives Olivenöl, geteilt
2 Tassen Brokkoliröschen
1 Tasse Perlgerste
1 Tasse geröstete, gehackte Walnüsse
2 Tassen Baby-Kale
1/2 rote Zwiebel, in Scheiben geschnitten
2 Esslöffel Balsamico-Essig
2 Knoblauchzehen, gehackt
1/2 Teelöffel Salz
1/4 Teelöffel frisch gemahlener schwarzer Pfeffer
Anleitung:
Den Ofen auf 400F vorheizen. Ein Backblech mit Backpapier auslegen. Kürbis schälen und entkernen und in Würfel schneiden. In einer großen Schüssel den Kürbis mit 2 Teelöffeln Olivenöl vermengen. Auf das vorbereitete Backblech geben und 20 Minuten backen.
Während der Kürbis backt, die Brokkoliröschen in der gleichen Schüssel mit 1 Teelöffel Olivenöl vermengen. Nach 20 Minuten den Kürbis umdrehen und auf eine Seite des Backblechs schieben. Den Brokkoli auf die andere Seite geben und weitere 20 Minuten backen, bis er zart ist.
Während die Gemüse im Ofen backen, die Gerste in einem mittelgroßen Topf mit mehreren Zoll Wasser bedecken. Zum Kochen bringen, dann die Hitze reduzieren, abdecken und 30 Minuten köcheln lassen, bis sie zart ist. Abgießen und abspülen.
Die Gerste in eine große Schüssel geben und mit dem gekochten Kürbis, Brokkoli, Walnüssen, Kale und Zwiebeln vermengen.
In einer kleinen Schüssel die restlichen 2 Esslöffel Olivenöl, Balsamico-Essig, Knoblauch, Salz und Pfeffer vermengen. Den Salat mit der Vinaigrette anrichten und servieren.

Nährwertangaben: Kalorien: 274, Gesamtfett: 15g, Protein: 6g, Kohlenhydrate: 32g, Zucker: 3g, Ballaststoffe: 7g, Natrium: 144mg

Blaubeeren- und Hühnersalat auf einem Bett aus Blattgemüse

Zubereitungszeit: 10 Minuten
Kochzeit: 15 Minuten
Portionen: 4
Zutaten:
2 Tassen gehacktes gekochtes Hühnchen
1 Tasse frische Blaubeeren
1/4 Tasse fein gehackte Mandeln
1 Stange Sellerie, fein gehackt
1/4 Tasse fein gehackte rote Zwiebel
1 Esslöffel gehackte frische Basilikum
1 Esslöffel gehackter frischer Koriander
1/2 Tasse ungesüßter, fettarmer griechischer Joghurt oder veganer Mayonnaise
1/4 Teelöffel Salz
1/4 Teelöffel frisch gemahlener schwarzer Pfeffer
8 Tassen Salatblätter (Baby-Spinat, scharfe Blätter, Romaine)
Anleitung:
Geben Sie in eine große Schüssel das Hühnchen, die Blaubeeren, die Mandeln, den Sellerie, die Zwiebel, das Basilikum und den Koriander. Sanft mischen.
In einer kleinen Schüssel Joghurt, Salz und Pfeffer vermengen. Zum Hühnersalat hinzufügen und gut verrühren.
Setzen Sie 2 Tassen Salatblätter auf jeden der 4 Teller und teilen Sie den Hühnersalat auf die Teller auf, um zu servieren.

Nährwertangaben:
Kalorien: 207, Gesamtfett: 6 g, Protein: 28 g
Kohlenhydrate: 11 g, Zucker: 6 g
Faser: 3 g, Natrium: 235 mg

Lachs, Quinoa und Avocado-Salat

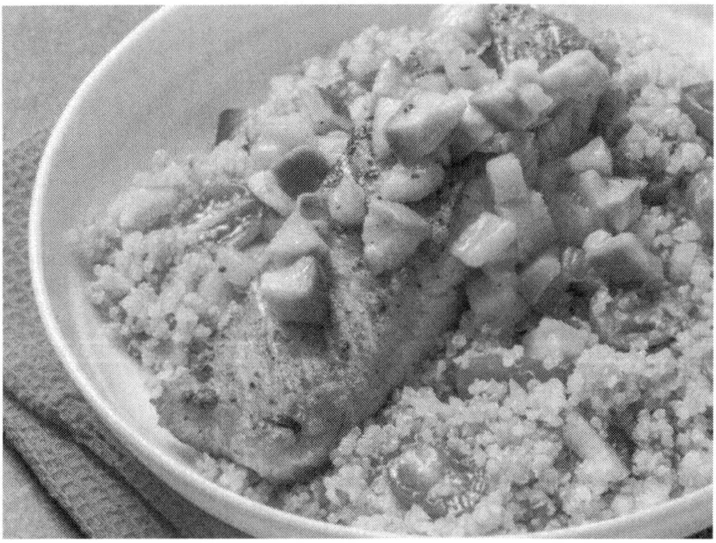

Vorbereitungszeit: 15 Minuten
Kochzeit: 15 Minuten
Portionen: 4
Zutaten:
1/2 Tasse Quinoa
1 Tasse Wasser
4 (4-Unzen) Lachsfilets
1 Pfund Spargel, geschnitten
1 Teelöffel Olivenöl extra vergine
1/2 Teelöffel Salz, geteilt
1/2 Teelöffel frisch gemahlener schwarzer Pfeffer, geteilt
1/4 Teelöffel rote Pfefferkörner
1 Avocado, gehackt
1/4 Tasse gehackte Frühlingszwiebeln, weiß und grün
1/4 Tasse gehackter frischer Koriander
1 Esslöffel gehackter frischer Oregano
Saft von 1 Limette
Anweisungen:
In einem kleinen Topf Quinoa und Wasser mischen und bei mittlerer Hitze zum Kochen bringen. Abdecken, Hitze reduzieren und 15 Minuten köcheln lassen.

Den Ofen auf 425F vorheizen. Ein großes Backblech mit Backpapier auslegen.
Den Lachs auf eine Seite des vorbereiteten Backblechs setzen. Den Spargel mit 1 Teelöffel Olivenöl mischen und auf der anderen Seite des Backblechs anordnen. Den Lachs und den Spargel mit 1/4 Teelöffel Salz, 1/4 Teelöffel Pfeffer und den roten Pfefferkörnern würzen. 12 Minuten backen, bis sie gebräunt und durchgegart sind.
Während der Fisch und der Spargel garen, in einer großen Schüssel den gekochten Quinoa, Avocado, Frühlingszwiebeln, Koriander und Oregano sanft vermengen. Die restlichen 2 Esslöffel Olivenöl und den Limettensaft hinzufügen und abschmecken.
Den Lachs in Stücke zerteilen, die Haut und alle Knochen entfernen und den Spargel in mundgerechte Stücke schneiden. In den Quinoa einrühren und warm oder bei Raumtemperatur servieren.

Nährwertangaben: Kalorien: 397, Gesamtfett: 22 g, Protein: 29 g, Kohlenhydrate: 23 g, Zucker: 3 g, Ballaststoffe: 8 g, Natrium: 292 mg

Frischer gewürfelter Gemüsesalat

Zubereitungszeit: 10 Minuten
Kochzeit: 5 Minuten
Portionen: 2
Zutaten:
2 kleine Zucchini, gewürfelt
1/2 Gurke, gewürfelt
1 rote Paprikaschote, gewürfelt
1 grüne Paprikaschote, gewürfelt
1 gelbe Paprikaschote, gewürfelt
1/2 rote Zwiebel, gewürfelt
1 Tomate, gewürfelt
1 Tasse gespülte und gekochte Kichererbsen
1/2 Tasse grob gehackter Petersilie
1 Tasse zerbröckelter Fetakäse
1 gehackte Knoblauchzehe
1/2 EL grobes Salz (weniger verwenden, wenn feines Salz verwendet wird)
1 EL frisch gemahlener schwarzer Pfeffer
1 EL getrockneter Oregano
1/2 Tasse Olivenöl
3 EL Rotweinessig
Anleitung:
Alle Zutaten (einschließlich des Käses) sanft in einer großen Schüssel vermengen.
In einer kleineren Schüssel die restlichen Zutaten verquirlen, um die Vinaigrette zu erstellen.
Den Salat über die Vinaigrette geben und sanft vermengen, um sie zu absorbieren.
Genießen Sie diesen Salat alleine oder mit einem bevorzugten Protein.

Nährwertangaben:
Kalorien: 195, Fett: 10,0 g, Protein: 17,0 g, Kohlenhydrate: 12,0 g, Ballaststoffe: 4,0 g, Zucker: 3,0 g, Natrium: 440 mg

Nachtisch

Schokoladen-Bananen-Muffins

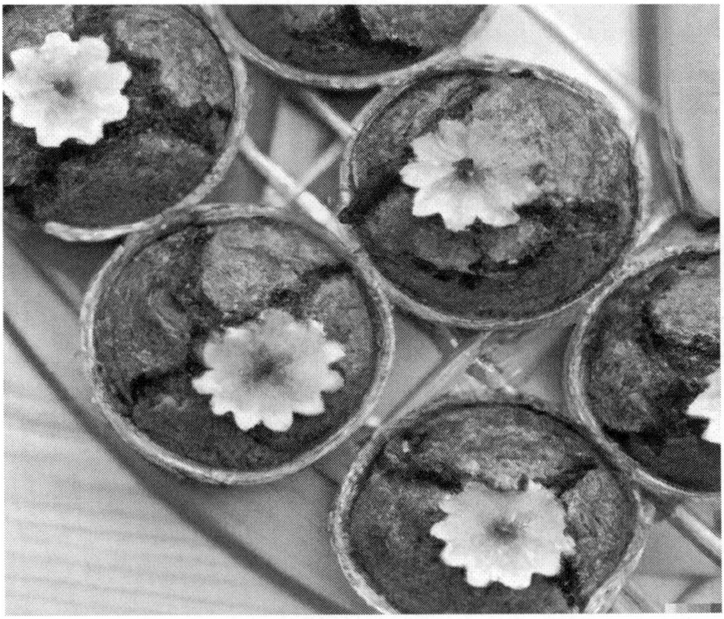

Vorbereitungszeit: 20 Minuten
Kochzeit: 30 Minuten
Portionen: 16
Zutaten:
1/3 Tasse Magermilch
1 Teelöffel gemahlener Muskat
1/2 Teelöffel Salz
2 große Eier
3/4 Tasse weißer Zucker
3 reife Bananen, püriert
1 Esslöffel Rapsöl
1 Teelöffel Vanilleextrakt
1 Teelöffel Zitronensaft
1 3/4 Tassen Vollkornmehl

1/2 Tasse ungesüßte Kakaopulver
2 Teelöffel Backpulver
1/2 Teelöffel Natron
1 Teelöffel gemahlener Zimt
Anleitung:
Ofen auf 375F vorheizen. Eine Muffin-Backform leicht mit Back-Spray einsprühen.
Milch und Zitronensaft in einem Glasmaß verrühren; ca. 30 Minuten stehen lassen, bis sie sich verdickt.
Vollkornmehl, Kakaopulver, Backpulver, Natron, Zimt, Muskat und Salz vermischen und beiseite stellen.
Eier und Zucker mit einem elektrischen Mixer verrühren, bis sie glatt sind. Pürierte Bananen, die Milchmischung, Rapsöl und Vanilleextrakt hinzufügen. Flüssigkeiten nur so lange unterrühren, bis alle Zutaten feucht sind. Den Teig in die Muffinform füllen.
Backen im vorgeheizten Ofen.
Aus dem Ofen nehmen und 10 Minuten in den Formen abkühlen lassen, bevor sie auf einem Kuchengitter vollständig abkühlen.

Nährwertangaben: Kalorien 128, Fett 2 g, Kohlenhydrate 26 g, Protein 3,5 g

Multigrain-Waffeln

Zubereitungszeit: 20 Minuten
Kochzeit: 30 Minuten
Portionen: 8
Zutaten:
1 1/4 Tassen Vollkornmehl
1/2 Tasse Haferflocken
1/4 Tasse Leinsamenmehl
4 Teelöffel Backpulver
2 Teelöffel Zucker, oder nach Geschmack
1/4 Teelöffel Salz
1 3/4 Tassen Mandelmilch
1/2 Tasse ungesüßte Apfelmus
1 Ei, geschlagen
2 Esslöffel Chia-Samen
1 Teelöffel Vanilleextrakt
Kochspray
Anweisungen:
Den Waffeleisen vorheizen; den Innenraum mit Kochspray einsprühen.
Mandelmilch, Apfelmus, Ei, Chia-Samen und Vanilleextrakt in einer Schüssel aufschlagen; die Mischung etwa 2 Minuten ruhen lassen.
Mehl, Haferflocken, Leinsamenmehl, Backpulver, Zucker und Salz in die Mandelmilchmischung geben, bis der Teig glatt ist.
1/2 Tasse Teig in den vorgeheizten Waffeleisen geben und etwa 5 Minuten pro Waffel goldbraun backen.
Mit dem restlichen Teig wiederholen.

Nährwertangaben:
Kalorien 147, Fett 4 g, Kohlenhydrate 24 g, Protein 5 g

Zimt Gewürzte Popcorn

Zubereitungszeit: 10 Minuten
Kochzeit: 5 Minuten
Portionen: 4
Zutaten:
8 Tassen Luftgepopptes Popcorn
2 Teelöffel Zucker
1/2 bis 1 Teelöffel gemahlener Zimt
Buttergeschmack Kochen Spray
Anweisungen:
Erwärmen Sie den Ofen auf 350F und legen Sie eine flache Bratpfanne mit Folie aus.
Popcorn mit Ihrer bevorzugten Methode poppen.
Verteilen Sie das Popcorn in der Bratpfanne und mischen Sie den Zucker und Zimt in einer kleinen Schüssel.
Sprühen Sie das Popcorn leicht mit Kochen Spray und werfen Sie, um gleichmäßig zu beschichten.
Bestreuen Sie mit Zimt und werfen Sie erneut.
Backen Sie, bis gerade knusprig, dann servieren Sie warm.

Nährwertangaben:
Kalorien 70, Gesamtfett 0,7 g, Gesättigte Fettsäuren 0,1 g, Gesamtkohlenhydrate 14,7 g
Netto Kohlenhydrate 12,2 g, Protein 2,1 g, Zucker 2,2 g
Faser 2,5 g, Natrium 1 mg

Gegrillte Pfirsiche

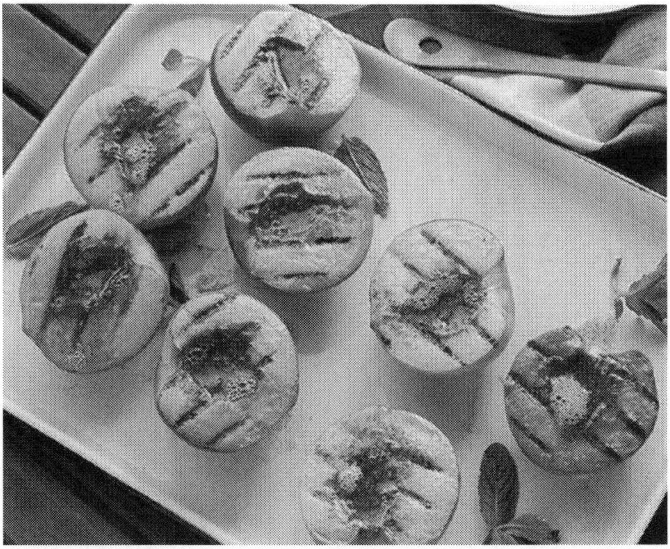

Zubereitungszeit: 5 Minuten
Kochzeit: 10 Minuten
Portionen: 6
Zutaten:
6 frische Pfirsiche, reif
1 Esslöffel Olivenöl
6 Esslöffel fettfreies Schlagsahne-Topping
Zubereitung:
Fetten Sie eine Grillpfanne leicht ein und heizen Sie sie bei mittlerer Hitze vor.
Schneiden Sie die Pfirsiche in zwei Hälften und entfernen Sie die Kerne.
Die Schnittseiten mit Olivenöl bepinseln oder mit Kochspray besprühen.
Legen Sie die Pfirsiche mit der Schnittseite nach unten für 4 bis 5 Minuten auf den Grill.
Die Pfirsiche umdrehen und weitere 4 bis 5 Minuten garen, bis sie weich sind.
Die Pfirsiche in Schalen füllen und mit fettfreiem Sahnebelag servieren.

Nährwertangaben: Kalorien 100, Gesamtfett 2,7 g, gesättigtes Fett 0,3 g, Gesamtkohlenhydrate 18 g, Nettokohlenhydrate 15,7 g, Eiweiß 1,4 g, Zucker 16 g, Ballaststoffe 2,3 g, Natrium 10 mg

Erdnussbutter-Bananen-"Eis"
Zubereitungszeit: 10 Minuten
Zubereitungszeit: Keine
Portionen: 6
Zutaten:
4 mittelgroße Bananen
1/2 Tasse aufgeschlagene Erdnussbutter
1 Teelöffel Vanilleextrakt
Zubereitung:
Schälen Sie die Bananen und schneiden Sie sie in Scheiben.
Die Scheiben auf einen Teller legen und einfrieren, bis sie fest sind.
Geben Sie die gefrorenen Bananen in eine Küchenmaschine.
Die Erdnussbutter hinzugeben und pulsieren, bis sie weitgehend glatt ist.
Die Seiten abkratzen und den Vanilleextrakt hinzufügen.
So lange pulsieren, bis die Masse glatt ist, dann zum Servieren in Schüsseln füllen.

Nährwertangaben: Kalorien 165, Gesamtfett 8,3 g, gesättigtes Fett 1,8 g, Gesamtkohlenhydrate 21,4 g, Nettokohlenhydrate 18 g, Eiweiß 4,9 g, Zucker 11 g, Ballaststoffe 3,4 g, Natrium 74 mg

Fruchtige Kokosnuss-Energiekugeln

Zubereitungszeit: 15 Minuten
Zubereitungszeit: Keine
Portionen: 18
Zutaten:
1 Tasse gehackte Mandeln
1 Tasse getrocknete Feigen
1/2 Tasse getrocknete Aprikosen, zerkleinert
1/2 Tasse getrocknete Cranberries, ungesüßt
1/2 Teelöffel Vanilleextrakt
1/4 Teelöffel gemahlener Zimt
1/2 Tasse zerkleinerte, ungesüßte Kokosnuss
Zubereitung:
Geben Sie die Mandeln, Feigen, Aprikosen und Cranberries in eine Küchenmaschine.
Verarbeiten Sie die Mischung, bis sie fein gehackt ist.
Vanilleextrakt und Zimt hinzufügen und noch einmal pulsieren, bis alles gut vermischt ist.
Die Mischung mit der Hand zu 18 kleinen Kugeln formen.
Die Kugeln in den Kokosraspeln wälzen und kühl stellen, bis sie fest sind.

Nährwertangaben:
Kalorien 100, Gesamtfett 4,9 g, gesättigtes Fett 2,1 g
Kohlenhydrate insgesamt 14,6 g, Netto-Kohlenhydrate 11,9 g
Eiweiß 1,8g, Zucker 10,7gFaser 2,7g
Natrium 3mg

Mini Apfel-Hafer-Muffins

Vorbereitungszeit: 5 Minuten
Kochzeit: 25 Minuten
Portionen: 24
Zutaten:
1 1/2 Tassen Haferflocken (altmodisch)
1 Teelöffel Backpulver
1/2 Teelöffel gemahlener Zimt
1/4 Teelöffel Natron
1/4 Teelöffel Salz
1/2 Tasse ungesüßtes Apfelmus
1/4 Tasse hellbrauner Zucker
3 Esslöffel Rapsöl
3 Esslöffel Wasser
1 Teelöffel Vanilleextrakt
1/2 Tasse Mandelblättchen
Anleitung:
Den Ofen auf 350F vorheizen und eine Mini-Muffinform einfetten.
Die Haferflocken in einem Mixer zu Mehl verarbeiten.
Backpulver, Zimt, Natron und Salz hinzufügen und gut vermischen.
Apfelmus, braunen Zucker, Rapsöl, Wasser und Vanilleextrakt hinzufügen und glatt rühren.
Mandelblättchen hinzufügen und die Mischung in die Muffinform geben.
Für 22 bis 25 Minuten backen, bis ein Messer in der Mitte sauber herauskommt.
Die Muffins abkühlen lassen und dann auf ein Kuchengitter stürzen.

Nährwertangaben:
Kalorien 60, Gesamtfett 3,1 g, Gesättigtes Fett 0,3 g, Gesamtkohlenhydrate 6,5 g, Netto-Kohlenhydrate 5,6 g, Protein 1,2 g, Zucker 2,1 g, Ballaststoffe 0,9 g, Natrium 38 mg

Zartbitterschokolade-Mandel-Joghurt-Cups

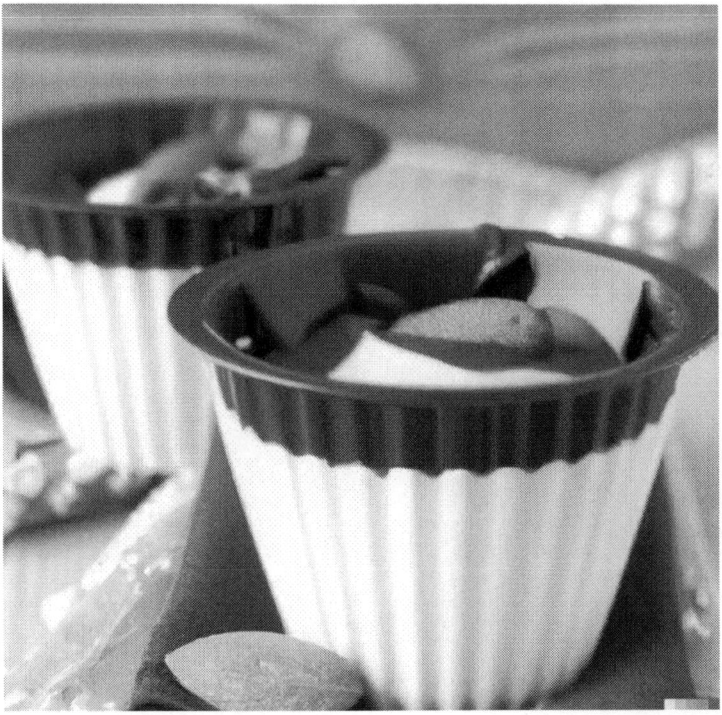

Zubereitungszeit: 10 Minuten
Kochzeit: Keine
Portionen: 6
Zutaten:
3 Tassen fettarmer griechischer Joghurt
1/2 Teelöffel Mandelextrakt
1/4 Teelöffel flüssiger Stevia-Extrakt (mehr nach Geschmack)
2 Unzen 70%ige dunkle Schokolade, gehackt
1/2 Tasse gesplitterte Mandeln
Zubereitung:
Joghurt, Mandelextrakt und flüssiges Stevia in einer mittelgroßen Schüssel verquirlen.
Den Joghurt in vier Dessertbecher füllen.
Mit gehackter Schokolade und gesplitterten Mandeln bestreuen.

Nährwertangaben: Kalorien 170, Gesamtfett 7,7 g, gesättigtes Fett 2,4 g, Gesamtkohlenhydrate 11,1 g, Nettokohlenhydrate 8,9 g, Eiweiß 14,9 g, Zucker 8,1 g, Ballaststoffe 2,2 g, Natrium 41 mg

Kürbisspice Snack-Bälle

Zubereitungszeit: 15 Minuten
Kochzeit: 10 Minuten
Portionen: 10
Zutaten:
1 1/2 Tassen Haferflocken
1/2 Tasse gehackte Mandeln
1/2 Tasse ungesüßte Kokosraspel
3/4 Tasse Kürbispüree aus der Dose
2 Esslöffel Honig
2 Teelöffel Zimt-Kürbispulver
1/4 Teelöffel Salz
Anleitung:
Den Ofen auf 300F vorheizen und ein Backblech mit Backpapier auslegen.
Die Haferflocken, Mandeln und Kokosraspel auf dem Backblech mischen.
8 bis 10 Minuten backen, bis sie braun sind und dabei einmal umrühren.
Kürbispüree, Honig, Zimt-Kürbispulver und Salz in einer mittelgroßen Schüssel vermengen.
Die gerösteten Haferflockenmischung hinzufügen und verrühren.
20 Kugeln von Hand formen und auf ein Tablett legen.
Kühlen, bis die Kugeln fest sind, und servieren.

Nährwertangaben:
Kalorien 170, Gesamtfett 9,8 g, Gesättigte Fettsäuren 6 g, Gesamtkohlenhydrate 17,8 g, Netto-Kohlenhydrate 13,7 g, Protein 3,8 g, Zucker 5,2 g, Ballaststoffe 4,1 g, Natrium 64 mg.

Erdbeer-Limetten-Pudding

Zubereitungszeit: 15 Minuten
Kochzeit: 10 Minuten
Portionen: 4
Zutaten:
2 Tassen plus 2 Esslöffel fettfreie Milch
2 Teelöffel geschmacksneutrales Gelatinepulver
10 große Erdbeeren, in Scheiben geschnitten
1 Esslöffel frischer Limettenabrieb
2 Teelöffel Vanilleextrakt
Flüssiger Stevia-Extrakt, nach Geschmack
Anleitung:
2 Esslöffel Milch und Gelatine in einer mittelgroßen Schüssel verrühren, bis die Gelatine vollständig aufgelöst ist.
Die Erdbeeren in einem Mixer mit dem Limettensaft und dem Vanilleextrakt verarbeiten.
Bis zur glatten Konsistenz pürieren und in eine mittelgroße Schüssel geben.
Die restliche Milch in einen kleinen Topf bei mittlerer Hitze geben.
Den Limettenabrieb einrühren und erhitzen, bis sie dampft (nicht kochen).
Die Gelatinemischung vorsichtig in die heiße Milch einrühren und die Erdbeermasse unterrühren.
Mit flüssigem Stevia nach Geschmack süßen und kalt stellen, bis sie fest ist. Kalt servieren.

Nährwertangaben:
Kalorien 75, Gesamtfett 0,4 g, Gesättigte Fettsäuren 0,2 g, Gesamtkohlenhydrate 10,3
Netto-Kohlenhydrate 9,2 g, Protein 6,3 g, Zucker 9,2 g, Ballaststoffe 1,1 g
Natrium 72 mg

Orangen-Biskuitkuchen

Vorbereitungszeit: 15 Minuten
Kochzeit: 30 Minuten
Portionen: 24
Zutaten:
Ungesalzene, nicht-hydrierte Pflanzenbutter, zum Einfetten der Pfanne
11/2 Tassen glutenfreies Backmehl, plus mehr zum Bestäuben
11/2 Tassen Mandelmehl
1/2 Teelöffel Natron
1/2 Teelöffel Backpulver
9 mittelgroße Eier, Zimmertemperatur
1 Tasse Kokoszucker
Schale von 3 Orangen
Saft von 1 Orange
1 Tasse natives Olivenöl
Anleitung:
Den Ofen auf 325F (163C) vorheizen.
Die zwei Bundt-Pfannen mit Butter einfetten und mit dem Backmehl bestäuben.
In einer mittelgroßen Schüssel das Backmehl, Mandelmehl, Natron und Backpulver vermischen.
In einer großen Schüssel die Eier mit dem Kokoszucker aufschlagen, bis sie sich verdoppeln.
Die Orangenschale und den Orangensaft hinzufügen.
Die trockenen Zutaten zu den nassen Zutaten geben und umrühren, um sie zu kombinieren.
Das Olivenöl nach und nach hinzufügen, bis es eingearbeitet ist.
Den Teig zwischen die beiden vorbereiteten Bundt-Pfannen setzen.
Die Bundt-Pfannen in den Ofen stellen und 30 Minuten backen.
Die Bundt-Pfannen aus dem Ofen nehmen und 15 Minuten abkühlen lassen.
Die Bundt-Pfannen auf Teller stürzen und die Kuchen vorsichtig aus der Pfanne lösen.

Nährwertangaben: Kalorien: 180, Fett: 12,1 g, Protein: 4,1 g, Kohlenhydrate: 14,9 g, Ballaststoffe: 1,1 g, Zucker: 8,1 g, Natrium: 51 mg

Getreidefreier Beerencobbler

Vorbereitungszeit: 5 Minuten
Kochzeit: 25 Minuten
Portionen: 10
Zutaten:
4 Tassen frische gemischte Beeren
1/2 Tasse gemahlene Leinsamen
1/4 Tasse Mandelmehl
1/4 Tasse ungesüßte geraspelte Kokosnuss
1/2 Teelöffel Backpulver
1 Teelöffel gemahlener Zimt
1/4 Teelöffel Salz
Pulverisierter Stevia, nach Geschmack
6 Esslöffel Kokosöl
Anweisungen:
Heizen Sie den Ofen auf 375F und fetten Sie eine 10-Zoll-Gusseisenpfanne leicht ein.
Verteilen Sie die Beeren auf dem Boden der Pfanne.
Verquirlen Sie die trockenen Zutaten in einer Schüssel.
Schneiden Sie das Kokosöl mit einer Gabel ein, um eine bröselige Mischung zu erhalten.
Verteilen Sie den Brösel über die Beeren und backen Sie 25 Minuten, bis er heiß und blubbernd ist.
Lassen Sie den Cobbler 5 bis 10 Minuten abkühlen, bevor Sie ihn servieren.

Nährwertangaben:
Kalorien 21 Gesamtfett 16,8 g, gesättigtes Fett 10,4 g, Gesamtkohlenhydrate 13,1 g
Netto-Kohlenhydrate 6,7 g, Protein 3,7 g, Zucker 5,3 g, Ballaststoffe 6,4 g
Natrium 61 mg

Vollkorn-Kürbis-Muffins

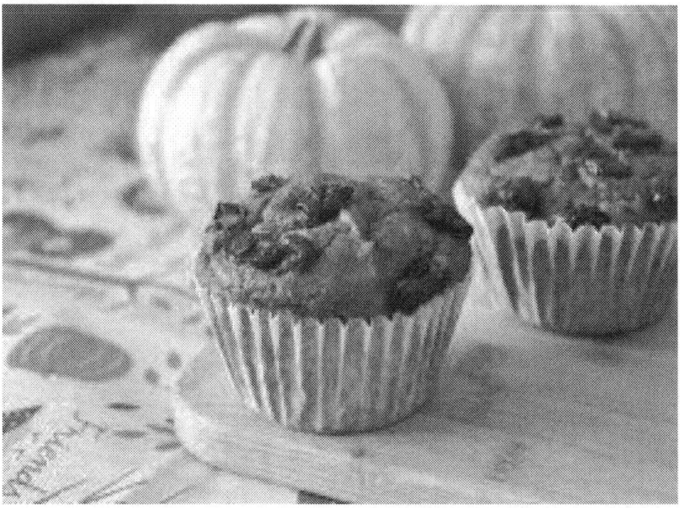

Vorbereitungszeit: 15 Minuten
Kochzeit: 15 Minuten
Portionen: 36
Zutaten:
1 3/4 Tasse Vollkornmehl
1 Teelöffel Backpulver
1 Teelöffel Zimt
1 Teelöffel Natron
1 Teelöffel Kürbispulver
1/2 Teelöffel Salz
2 große Eier
1 Tasse Kürbispüree aus der Dose
1/3 Tasse ungesüßter Apfelmus
1/4 Tasse hellbrauner Zucker
1 Teelöffel Vanilleextrakt
1/3 Tasse fettfreie Milch
Flüssiger Stevia-Extrakt nach Geschmack
Anweisungen:
Heizen Sie den Ofen auf 350F und fetten Sie zwei 24-Tassen-Mini-Muffinformen mit Backpulver ein.
Verquirlen Sie das Mehl, das Backpulver, das Natron, den Zimt, das Kürbispulver und das Salz in einer großen Schüssel.

In einer separaten Schüssel die Eier, das Kürbispüree, den Apfelmus, den braunen Zucker, den Vanilleextrakt und die Milch verquirlen.
Geben Sie die feuchten Zutaten in die trockenen Zutaten, bis sie gut vermischt sind.
Passen Sie den Geschmack nach Belieben mit flüssigem Stevia-Extrakt an.
Geben Sie den Teig in 36 Tassen und backen Sie ihn 12 bis 15 Minuten, bis er durchgegart ist.

Nährwertangaben: Kalorien 35, Gesamtfett 0,5 g, gesättigtes Fett 0,1 g, Gesamtkohlenhydrate 6,4 g, Netto-Kohlenhydrate 5,7 g, Protein 1,3 g, Zucker 1,6 g, Ballaststoffe 0,9 g, Natrium 73 mg

Feigenstäbchen

Vorbereitungszeit: 15 Minuten
Kochzeit: 15 Minuten
Portionen: 80
Zutaten:
Feigen n. 4 Tassen
Mandeln n. 2 Tassen
Sesamsamen n. 1 Tasse
Anleitung:
Setzen Sie die Feigen und Mandeln in einen Mixer und mahlen Sie sie zusammen.
Gut vermischen. Den Teig auf Backpapier geben und auf 2mm Dicke ausrollen. In rechteckige Barren von 2,5 cm Breite und 7 cm Länge schneiden. Die Sesamsamen in die Mitte geben. Die Seiten zur Mitte hin über die Sesamsamen legen.
Ausrollen auf 2,5 cm Durchmesser und 2 cm Länge schneiden.

Nährwertangaben: Kalorien 180, Gesamtfett 14,1 g, gesättigtes Fett 3,3 g, Gesamtkohlenhydrate 13,5 g, Netto-Kohlenhydrate 6,6 g, Protein 3,4 g, Zucker 3 g, Ballaststoffe 6,9 g, Natrium 23 mg

Eiscreme mit warmer Erdbeer-Rhabarber-Sauce

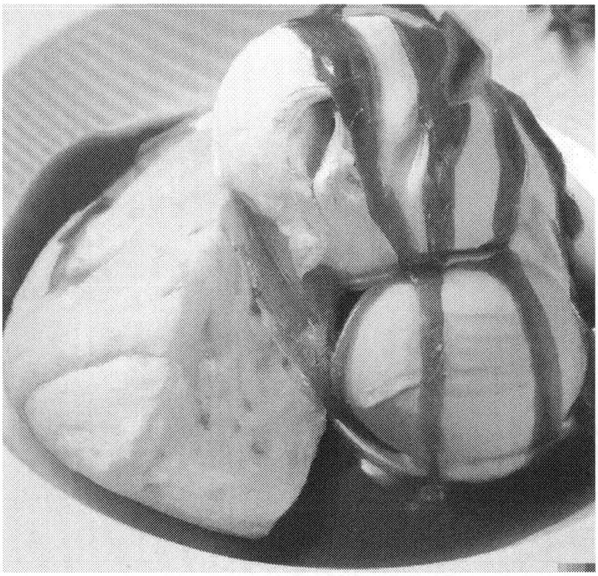

Zubereitungszeit: 4 Minuten
Kochzeit: 15 Minuten
Portionen: 4
Zutaten:
1 Tasse in Scheiben geschnittene Erdbeeren
1 Tasse gehackter Rhabarber
2 Esslöffel Wasser
1 Esslöffel Honig
1/2 Teelöffel Zimt
4 (1/4-Tasse) Kugeln zuckerfreies Vanilleeis
Anleitung:
Geben Sie in einen mittelgroßen Topf die Erdbeeren, den Rhabarber, das Wasser, den Honig und den Zimt. Erhitzen Sie auf mittlerer Hitze und rühren Sie. Reduzieren Sie die Hitze auf mittlerer Stufe. Köcheln Sie, häufig rührend, bis der Rhabarber weich ist, ca. 15 Minuten. Lassen Sie etwas abkühlen.
Geben Sie in jede der 4 Schalen 1 Kugel Eis. Gießen Sie die Sauce über das Eis.

Nährwertangaben: Kalorien: 86, Gesamtfett: 2 g, Gesättigte Fettsäuren: 1 g, Natrium: 37 mg, Kohlenhydrate: 16 g, Ballaststoffe: 3 g, Protein: 3 g

Brombeer-Joghurt-Eis am Stiel

Vorbereitungszeit: 10 Minuten
Kochzeit: 6 Stunden 10 Minuten
Portionen: 4
Zutaten:
12 Unzen Natur-Griechischer Joghurt
1 Tasse Brombeeren
Prise Muskatnuss
1/4 Tasse Milch
2 (1-Gramm) Packungen Stevia
Anleitung:
Alle Zutaten in einem Mixer vermischen. Bis zur glatten Konsistenz mixen.
Die Mischung in 4 Eis-Pop-Formen geben. 6 Stunden vor dem Servieren einfrieren.

Nährwertangaben: Kalorien: 75, Gesamtfett: 6g, Gesättigte Fettsäuren: 0g, Natrium: 7mg, Kohlenhydrate: 9g, Ballaststoffe: 2g, Protein: 9g

Fazit

Diabetes ist eine Stoffwechselstörung, die auftritt, wenn die Bauchspeicheldrüse nicht in der Lage ist, ausreichend Insulin zu produzieren. In den meisten Fällen kann sie nur geringe Mengen produzieren. Insulin ist erforderlich, damit Glukose (Zucker) in die Zellen eintreten kann, damit sie als Brennstoff verwendet werden kann. Wenn zu wenig Insulin vorhanden ist, bleibt der Blutzucker im Blut. Der Körper verliert seine Hauptenergiequelle und muss daher nach einer alternativen Quelle suchen. In diesem Fall wird Blutzucker aus gespeichertem Zucker in Form von Glykogen und Fett in den Zellen entnommen.

Eine gesunde Ernährung und Bewegung sind zwei entscheidende Faktoren bei der Behandlung von Diabetes. Wenn der Körper nicht genügend Insulin hat, baut sich Glukose im Blut auf und schädigt die Blutgefäße und Nerven. Dies kann zu sehr ernsten Komplikationen wie Blindheit, Nierenschäden und Herzkrankheiten führen.

Beim Essen sollten Sie auf die Anzahl der Kohlenhydrate in Ihrer Nahrung achten. Sie sollten auch vor dem Essen oder Trinken Ihre Glukosewerte messen, da bestimmte Lebensmittel oder Getränke hohe Glukosewerte verursachen können.

Dies sind einige der besten Diabetiker-Diät-Rezepte, die dabei helfen, weniger Kohlenhydrate zu essen und Gewicht zu verlieren. Die Rezepte sind auch niedrig in Natrium und gesättigten Fettsäuren. Wenn Sie Diabetiker sind, probieren Sie die Rezepte aus, um das Risiko von Komplikationen zu reduzieren und ein gesundes Leben zu führen. Die Rezepte sind leicht zu lesen und enthalten vollständige Ernährungsinformationen und Ernährungsrichtlinien für frei lebende Personen mit Diabetes, die leckere Mahlzeiten genießen möchten, während sie ihre Gesundheit bewahren.

Die Prävention kommt durch gesunde Ernährung und regelmäßigem Sport. Es gibt unzählige Diabetiker, die ihren Diabetes durch eine richtige Ernährung und Bewegung kontrolliert haben, aber insgesamt ist Diabetes immer noch eine erschreckende Bedingung, die ernst genommen werden muss. Wissen, was Sie je nach Ihrem Diabetes-Typ essen können, hält Sie auf dem richtigen Weg mit Ihrer Gesundheit. Eine gesunde Ernährung und regelmäßige Bewegung sind die besten Möglichkeiten, Typ-2-Diabetes zu kontrollieren. Daher ist es ein No-Brainer, mehr über Diabetes zu erfahren.
Da sie keine andere Option haben, müssen Menschen mit Typ-1-Diabetes Insulinspritzen nehmen, um ihren Diabetes zu kontrollieren. Menschen mit Typ-2-Diabetes können ihren Diabetes mit einer ausgewogenen Ernährung und häufiger körperlicher Aktivität kontrollieren, aber sie müssen möglicherweise Glukose senkende Medikamente einnehmen, die als Tabletten oder als Injektionen eingenommen werden können.
Alles oben genannte geht in die Richtung, dass Sie eine stärkehaltige Diät vermeiden sollten, da sie die Blutzuckerwerte erhöhen kann. Zu viele Kohlenhydrate können zu Insulinresistenz und Pankreas-Ermüdung führen, sowie zu Gewichtszunahme mit allen damit verbundenen Risikofaktoren für kardiovaskuläre Erkrankungen und Hypertonie. Die Lösung besteht darin, den Zuckergehalt zu senken, damit der Körper weniger Insulin benötigt und mehr Fett im Körper verbrennt.
Wenn Ihr Körper niedrig an Zucker ist, wird er gezwungen sein, ein nachfolgendes Molekül zur Energieerzeugung zu verbrennen, in diesem Fall wird es Fett sein. Das Verbrennen von Fett wird dazu führen, dass Sie Gewicht verlieren.

Ich hoffe, du hast etwas gelernt!

HIER HERUNTERLADEN

DER 5 EBOOK BONUS

And

FARBVERSION DES BUCHES

Or copy and paste this url:

https://bit.ly/5bonusdiabeticgermanywilliam dean

Printed in Germany
by Amazon Distribution
GmbH, Leipzig

28958941R00088